Círculo Rojo
EDITORIAL

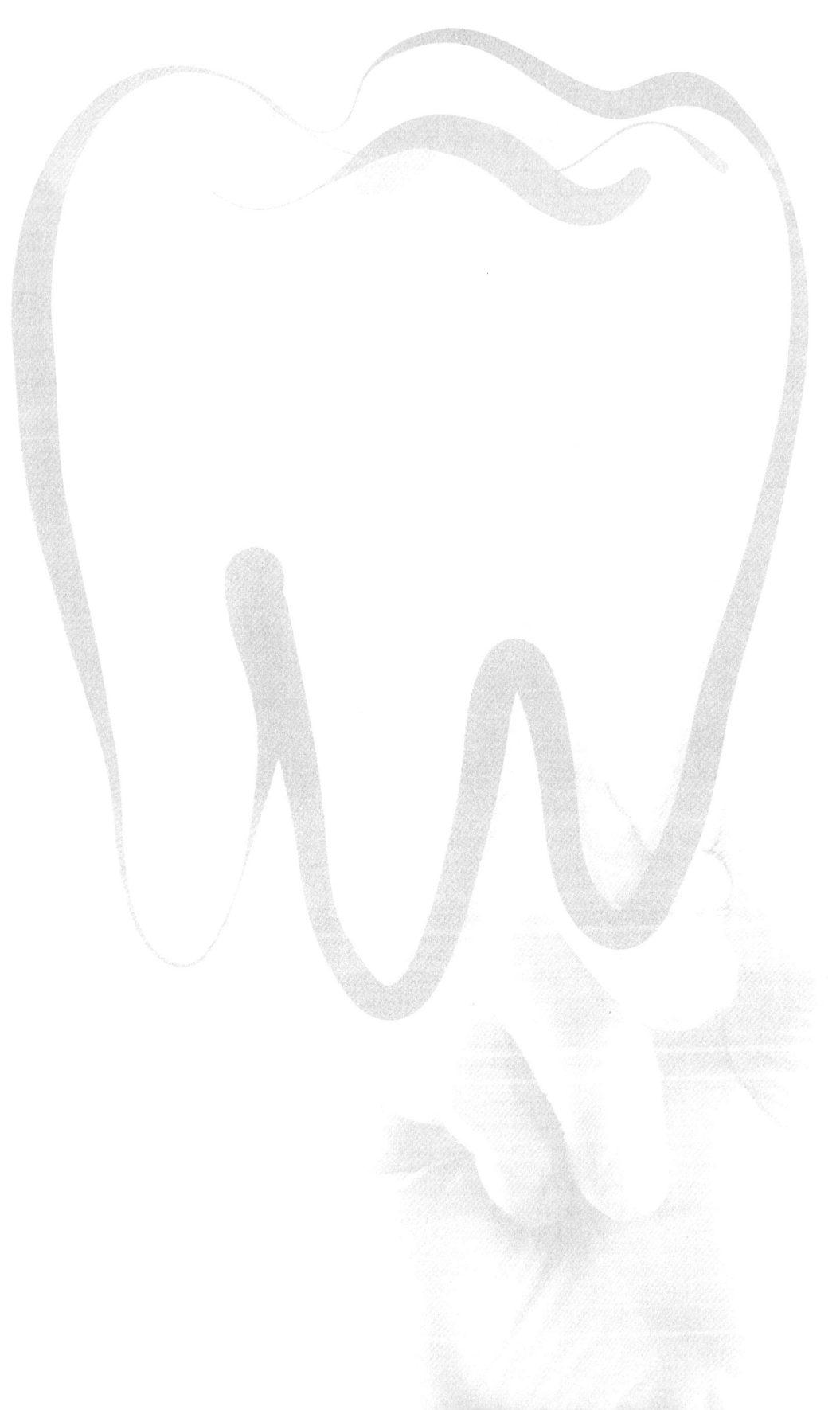

El *Bestseller*

en GESTIÓN de clínicas odontológicas

El *Bestseller*

en GESTIÓN de clínicas odontológicas

Noelia Dueñas

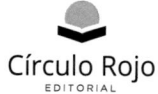

Círculo Rojo
EDITORIAL

Primera edición: septiembre 2025

Depósito legal: AL 4481-2025

ISBN: 979-13-7008-730-2

Impresión y producción: Editorial Círculo Rojo

© Del texto: Noelia Dueñas Rubio
© Maquetación y diseño: Equipo de Editorial Círculo Rojo

Editorial Círculo Rojo

www.editorialcirculorojo.com

info@editorialcirculorojo.com

Impreso en España - Printed in Spain

*Quiero dedicar este libro a todos los equipos de trabajo,
jefes, compañeros y profesionales que, de una manera u otra,
han formado parte de mi camino.
Cada uno de vosotros, en distintos momentos
y de diferentes maneras, ha dejado en mí un aprendizaje,
un reto o una inspiración.
Algunas veces con apoyo incondicional, otras con desafíos que
me hicieron evolucionar, pero todos habéis dejado huella en mi
manera de entender la gestión, el liderazgo y la vida misma.
Porque de cada experiencia —ya fuera un éxito rotundo o
un tropiezo necesario— he extraído aprendizajes que hoy
comparto en estas páginas.
Este libro es el reflejo de todo lo que he vivido
y aprendido gracias a vosotros.
Es mi manera de devolver un poco de
lo mucho que he recibido.
Porque el verdadero éxito no se alcanza solo,
sino en compañía de aquellos que nos ayudan a crecer.*

Índice

Prólogo...13

Capítulo 1. Gestión del personal.................20

1.1 Entrevistas, salarios e incorporación al equipo 23

1.2 Cómo definir roles...41

1.3 Técnicas para motivar al equipo y evitar que el talento clave se marche...43

1.4 Beneficios adicionales...46

1.5 Evaluación del desempeño del equipo.............................48

Capítulo 2. Organización y productividad.....54

2.1 Agenda y flujo de trabajo...57

2.2 Protocolos claros 59

2.3 Delega de manera efectiva 64

2.4 Productividad del personal...67

Capítulo 3. Finanzas y rentabilidad..........72

3.1 Control del gasto 75

3.2 Cómo calcular el coste real de cada tratamiento
y ajustar precios de manera rentable 84

3.3 Rentabilidad 88

3.4 Producción semanal, ¿qué debes monitorear? 94

Capítulo 4. Ventas..................................98

4.1 Objetivos e incentivos personales de clínica................101

4.2 Planificación diaria y mensual.............................123

4.3 Seguimiento de pacientes 126

4.4 Llamadas de calidad.....................................129

4.5 Fidelización de pacientes 132

4.6 Presupuestos 137

4.7 Métodos de pago..144

4.8 Objeciones de pacientes..................................148

Capítulo 5. Experiencia del paciente.......156

5.1 Desde la primera impresión hasta el final
del tratamiento 164

5.2 Análisis competitivo y diferenciación.
¿Cómo destacar en un mercado saturado?........................171

5.3 Las quejas, una oportunidad para crecer 177

Capítulo 6. Manejo del estrés y balance vida-trabajo

....184

6.1 De gerente a odontólogo, ¿cómo delegar sin perder el control? 194

6.2 Cómo equilibrar autoridad y empatía 200

6.3 Liderazgo inspirador: haz que cualquier persona quiera trabajar en tu clínica 209

6.4 El futuro de tu clínica.. 217

Prólogo

Dicen que el verdadero impacto de un líder no se mide por lo que construye para sí mismo, sino por la huella que deja en las personas con las que ha trabajado.

A lo largo de mi carrera, he tenido la suerte de rodearme de equipos increíbles, de personas que, de una forma u otra, han sido parte de mi historia y de la evolución de cada proyecto en el que me he embarcado.

Por eso, en lugar de un prólogo tradicional, quiero que sean ellos quienes hablen.

No hay mejor manera de introducir este libro que a través de las voces de quienes han trabajado conmigo, quienes han compartido retos, aprendizajes y momentos de transformación.

Cada testimonio que leerás a continuación es un reflejo real de lo que significa liderar con pasión, gestionar con inteligencia, y sobre todo construir un equipo basado en la confianza y el crecimiento mutuo.

Porque, al final, este libro no trata solo de mi historia, sino de la historia de todos los que han formado parte de este camino.

Rocío Escobar, directora general

Conocí a Noelia en un momento muy especial de nuestra empresa.

El primer día que me senté a tomar un café con ella me quedé asombrada de estar frente a una persona con mucha madurez, pero con una edad muy joven. En poco tiempo su crecimiento personal y profesional creció de una forma exponencial, era una persona con mucha personalidad, rápida en sus procesos, con ideas claras, plasmadas y ejecutadas, persona perfecta para formar un equipo de trabajo que requería de polivalencia y mucho valor.

Fue parte muy importante del crecimiento de nuestra empresa.

Admiro su visión empresarial, que, unida a su compromiso con las personas y empresas, hace un cóctel perfecto para llevar a cabo cualquier proyecto que se proponga.

Una vez más con este libro nos demuestra que no tiene límites.

No le deseo nada, ya que, toda persona trabajadora, constante, fiel, comprometida en cada momento con lo que hace, su capacidad de liderazgo y todo lo mencionado anteriormente le harán conseguir lo que se proponga.

Todo esfuerzo tiene su recompensa, y, sin duda, todos sus deseos se harán realidad.

Estoy completamente segura de que este libro será todo un éxito para ella y para todas aquellas personas que tengan la suerte de cruzarse con él.

Carmen Balmaseda, directora de *marketing*

Conocí a Noelia en el extranjero y desde el primer momento supe que era de esas personas que dejan huella. Su energía, su curiosidad y su manera de enfrentarse a la vida sin miedo me atraparon al instante. El destino nos cruzó después en el ámbito profesional, y entonces descubrí que su curiosidad incansable y su valentía no solo la llevaban a explorar nuevos lugares, sino también a enfrentar cualquier reto profesional con la misma pasión y entrega.

Noelia no se conforma. No se deja frenar por lo desconocido.

Si algo le interesa, lo estudia, lo analiza y lo domina. Su capacidad para sumergirse en nuevos proyectos, aprender con dedicación y transformar equipos es admirable. Tuve la gran suerte de trabajar con ella y vivir en primera persona que no solo gestiona clínicas, sino que las impulsa, inspira a las personas que trabajan en ellas y consigue resultados que parecían imposibles. Su liderazgo no se basa en el control, sino en la confianza y la motivación, en la sinergia de los equipos, y en compartir conocimiento cuando es necesario.

Este libro es un reflejo de todo lo que ella es. Noelia comparte lo que sabe con generosidad porque entiende que el éxito no es solo personal, sino colectivo. Aquí plasma su experiencia y su visión, y estoy segura de que cada página será una fuente de inspiración para quienes, como ella, creen en el poder de la pasión, el esfuerzo y el liderazgo.

Vanesa Claver, directora de clínica

Conocí a Noelia cuando se unió como comercial a la Unidad de Medicina y Cirugía Plástica que dirigía en Valencia. Desde el primer momento, su juventud y energía destacaron, y con el tiempo se convirtió en un referente profesional para mí.

Como coach ejecutivo, siempre he admirado su templanza y saber estar, incluso en momentos de mucho estrés. Noelia es una de esas personas vitamina que iluminan cualquier entorno y llenan el corazón. Su capacidad para ver oportunidades donde otros ven obstáculos, junto con su liderazgo y empatía, la convierte en alguien verdaderamente especial.

Estas cualidades han sido claves en su éxito, desde gestionar equipos hasta liderar como area manager veintiuna clínicas.

Estoy segura de que este libro no solo será una guía práctica, sino también una fuente de inspiración que ayudará a impulsar cualquier negocio relacionado con la salud dental y estética. Es un honor aprender de alguien tan extraordinario.

Yaima Amado, administración

Conocí a Noelia cuando me contrató en un centro de formación dental. Desde el principio, su sinceridad y transparencia generaron en mí una confianza inmediata, cualidad que rara vez se encuentra con tanta autenticidad.

Lo que más admiro de Noelia es su habilidad para equilibrar flexibilidad y firmeza en la gestión de equipos. Tiene una manera única de lograr que los empleados se sientan valorados y cómodos, sin perder de vista la responsabilidad y los objetivos.

Su capacidad para reconocer y apreciar tanto los resultados como el esfuerzo detrás de ellos crea un ambiente de trabajo motivador y eficiente. Además, su forma de destacar las fortalezas de cada persona y de hacerme creer en las mías ha sido clave para que alcance mis metas personales y profesionales, siempre acompañándome y brindándome su apoyo en cada paso.

Estoy segura de que este libro será una herramienta invaluable para quienes deseen gestionar clínicas de manera eficiente y humana, maximizando fortalezas y creando oportunidades. Nadie mejor que Noelia para compartir su visión y experiencia en este campo.

Silvia Luna, higienista dental

Conocí a Noelia cuando se unió a nuestro equipo en la clínica dental donde trabajábamos. Desde el primer día su energía y dedicación se hicieron notar, convirtiéndose en una figura clave en la clínica.

Lo que más admiro de Noelia es su capacidad para implementar cambios efectivos y mejorar procesos. Su visión estratégica le permite anticipar necesidades y adaptarse a los cambios del sector. Su empatía y habilidad para ayudar al equipo han creado un ambiente laboral positivo y motivador.

Estoy convencida de que este libro será una fuente de inspiración para muchos en el campo de la odontología.

Noelia tiene una visión única que, sin duda, ayudará a otro a alcanzar la excelencia en su práctica, porque el mundo necesita más líderes como ella.

Yanira Sánchez, higienista dental

Tuve el privilegio de conocer a Noelia cuando empezó a liderar en la clínica dental donde trabajaba. Desde el inicio, su pasión por la mejora continua y su visión estratégica dejaron una impresión imborrable en quienes tuvimos la oportunidad de trabajar a su lado.

Me impresionaron su enfoque innovador y su compromiso en la gestión del sector.

Lo que más destaco de Noelia es su capacidad para abordar los desafíos con soluciones prácticas, sin perder de vista el valor humano en la gestión. Su habilidad para inspirar a los equipos y fomentar un ambiente colaborativo ha dejado una huella positiva. Su dedicación la convierte en una referencia indispensable dentro del sector.

Estoy segura de que este libro será una herramienta valiosa para quienes desean destacar en la gestión de clínicas. Es un honor acompañarla en este proyecto y aprender de su experiencia profesional.

Elena Meneses, directora de clínica

Conocí a Noelia en Valencia.

Era area manager de la clínica donde empecé a trabajar. Su calidad humana me cautivó desde el primer momento.

Fue un regalo tener como líder a una persona que inspiraba a su equipo y ayudaba a gestionar desde la motivación y el apoyo, consiguiendo un ambiente laboral increíble y una gran productividad.

Gracias, Noelia, por compartir toda tu experiencia y energía para poder ayudar y guiar a personas que, como yo, busquen ser su mejor versión en la gestión de clínica y equipos.

Te admiro muchísimo.

Jorge Alonso, KAM financiero

Conocí a Noelia a finales de agosto del 2022, cuando entró en la financiera como key account manager. Tuve la oportunidad de hacerle la formación y rápidamente me di cuenta de sus capacidades. Tuvo un aprendizaje muy rápido y una gran predisposición. Destacaba por su seguridad, carisma y experiencia previa.

Es difícil quedarse con algo en concreto sobre Noelia. Pero destacaría su calidez humana y escucha activa. Es capaz de transmitir todo su entusiasmo cuando hablas con ella, lo que la hace una profesional potente para motivar equipos o cerrar negociaciones. Y he podido darme cuenta de que tiene una gran capacidad de escucha activa de la otra parte para poder dar consejos o directrices precisos y lógicos.

Sé que Noelia ha plasmado lo mejor de ella en el libro.

Toda su ilusión, experiencia y visión quedan escritas en estas páginas. Una gran oportunidad, sin duda, para profesionales del sector, pero además para el crecimiento personal del lector.

Raquel Jiménez, directora de clínica

Conocí a Noelia en un congreso anual de gerentes de un importante grupo de clínicas dentales. Desde el primer momento en que la vi, me di cuenta de las grandes capacidades que tiene de liderazgo. Es una persona sin miedo a nada y capaz de enfrentarse a cualquier reto.

Como gerente de clínica, hace que su organización maximice el rendimiento y el beneficio gracias a su gran capacidad para tomar decisiones y para trabajar en equipo.

Es leal, buena compañera, comprometida, una gran profesional y mejor persona.

Este libro será de gran ayuda para todos los doctores o gerentes de clínicas dentales que quieran herramientas efectivas para poder mejorar sus resultados.

Silvia Castellot, atención al paciente

Conocí a Noelia, o mejor dicho, ella me conoció a mí mediante un post en LinkedIn.

Desde ese primer momento supe que nuestra conexión iba a fluir.

Me encantó y me fascinó su liderazgo. Mi aprendizaje, rodaje en el sector y motivación fueron gracias a su enseñanza, resolución, dedicación y eficiencia.

Este libro estará lleno de positivismo como el que ella desprende.

Ella confió en mí y yo siempre confiaré en ella.

Intuyo que no estás aquí por casualidad, sino porque buscas algo más.

Llevo una década inmersa en el mundo de la gestión de clínicas. He tenido la fortuna de trabajar codo a codo con profesionales excepcionales, de enfrentar retos que parecían insuperables, y sobre todo de aprender a convertir cada obstáculo en una oportunidad. Este libro es el resultado de años de experiencia, de ensayo y error, de victorias y de lecciones aprendidas.

Recuerdo la primera vez que me enfrenté al desafío de liderar una clínica. Tenía claro que quería que todo funcionara como un reloj suizo, pero rápidamente entendí que el verdadero éxito no se mide solo en números, sino en la calidad de las relaciones que construimos con nuestro equipo, con nuestros pacientes y con nosotros mismos.

Decidí escribir este libro porque conozco bien las dificultades de liderar una clínica. He sentido el peso de las decisiones diarias, la presión de mantener un equipo motivado, de gestionar las finanzas y de asegurar una experiencia excepcional para los pacientes. Y, mientras intentaba equilibrar todo eso, quería no perder de vista mi propia esencia y bienestar personal.

Este libro es mi respuesta a esos momentos de incertidumbre, un recurso que me hubiese encantado tener en mis manos cuando sentía que todo era demasiado. Aquí encontrarás estrategias prácticas, herramientas que realmente funcionan y reflexiones que te invitarán a replantear tu forma de liderar y gestionar.

Quiero que este libro sea tu aliado, que lo sientas cercano, que lo consultes cuando necesites inspiración y que sea una herramienta para construir la clínica que deseas.

Ahora comencemos este viaje juntos. Gracias por permitirme ser parte de tu historia. Bienvenido a este libro, que no solo cambiará tu manera de gestionar tu clínica, sino que también transformará tu perspectiva como líder, como profesional y como soñador.

Coge boli, ¡empezamos!

Capítulo 1.

Gestión del personal

> Tu equipo no es solo una parte de la clínica; es el corazón que la mantiene viva. Gestionarlo bien marca la diferencia entre una clínica común y una excepcional.

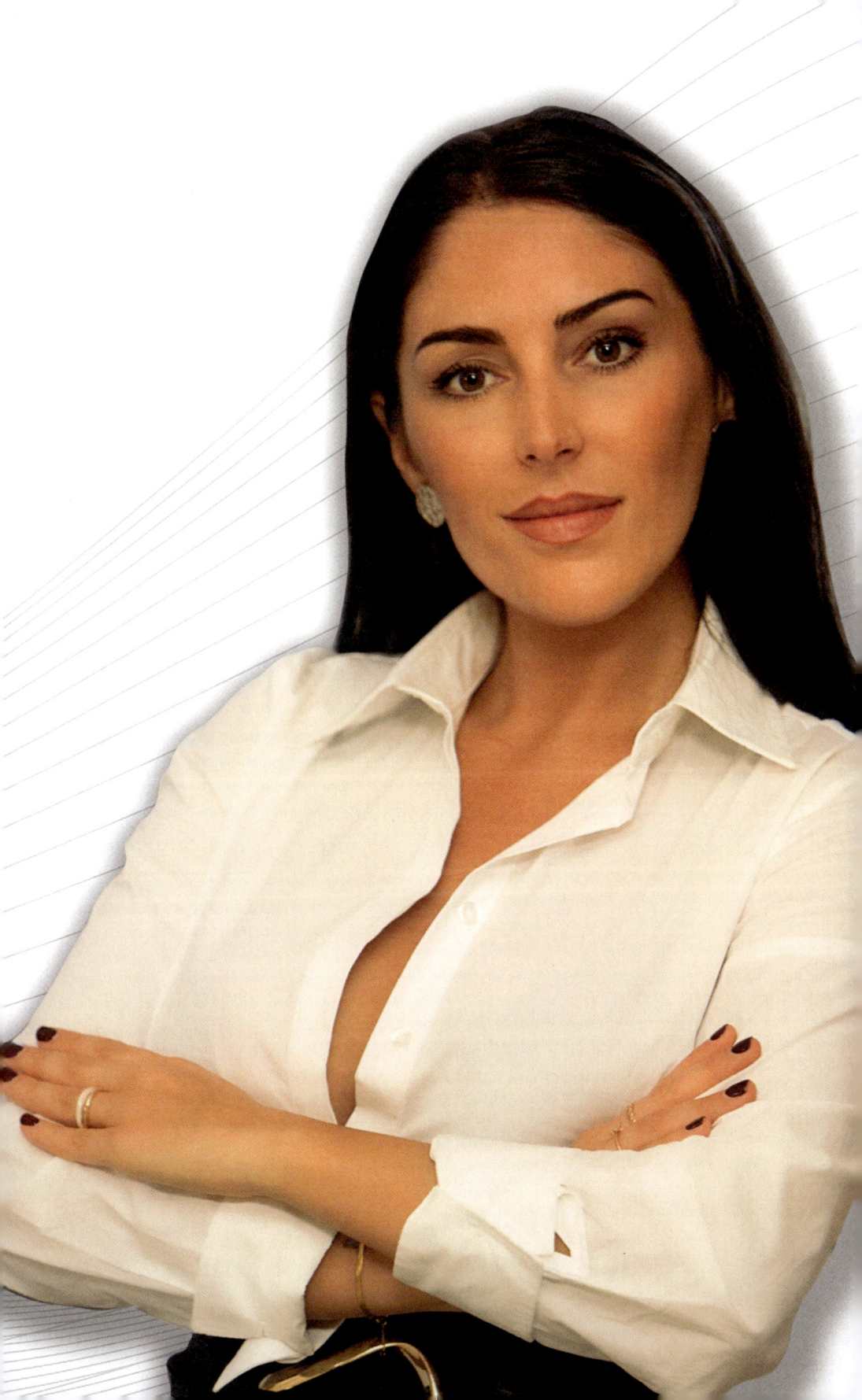

En este capítulo hablaremos sobre cómo construir y gestionar un equipo sólido, capaz de llevar tu clínica al siguiente nivel. Empezaremos abordando el proceso de entrevistas, contratación y la incorporación de nuevos talentos al equipo, asegurándonos de que cada nuevo miembro encaje perfectamente en la cultura de la clínica.

También exploraremos cómo definir roles y responsabilidades de manera clara para evitar confusiones y maximizar la productividad.

Descubrirás técnicas efectivas para motivar a tu equipo y retener a ese talento clave que tanto aporta, más allá de un simple salario. Además, analizaremos los beneficios adicionales que puedes ofrecer para crear un ambiente laboral atractivo y competitivo. Finalmente, te guiaré paso a paso en cómo evaluar el desempeño del equipo, garantizando que todos estén alineados con los objetivos de tu clínica y creciendo profesionalmente.

Comencemos por lo esencial: el personal.

Es la columna vertebral de la clínica y, a la vez, el mayor desafío en la gestión. Sin un equipo, simplemente no podríamos funcionar, pero tenerlo implica aceptar una realidad: **gestionar personas siempre conlleva problemas.**

Cuanto antes asumas esto, menos tiempo y energía perderás en cada imprevisto. En lugar de frustrarse, podrás enfocarte en encontrar soluciones de manera más ágil y efectiva. Resolver problemas forma parte del día a día y, con una mentalidad adecuada, también puede ser una oportunidad para mejorar y fortalecer tu clínica.

Es probable que haya realizado más entrevistas de las que tiene un año en días, y puedo asegurarte que, aunque suelen ser el desafío más complicado, también son la experiencia más enriquecedora.

1.1 Entrevistas, salarios e incorporación al equipo

Contrata carácter. Entrena habilidades.
Peter Schutz

Lo primero es definir el perfil del puesto a contratar

En una clínica odontológica, el equipo de *staff* ideal incluye roles como recepcionista, higienista, atención al paciente y director. Sin embargo, si los recursos no te permiten cubrir todos estos puestos, mi consejo es que siempre asignes un rol de responsable. Este debe recaer en la persona más comprometida, libre de conflictos laborales (clave para el bienestar del equipo) y con buenas habilidades organizativas.

¿Cómo identificar a ese perfil dentro de tu equipo? Observa y evalúa durante un mes. Si ya llevas tiempo trabajando con tu equipo, probablemente hayas notado quién destaca en estas áreas, pero, si no estás seguro, dedica un mes a analizarlo. Observa el comportamiento, la capacidad de resolución de problemas y la disposición de cada trabajador.

Escribe tus observaciones. Utiliza una herramienta práctica como una *checklist* para registrar las habilidades, actitudes y comportamientos de cada persona. Esto te dará claridad y datos objetivos para tomar la decisión.

Evalúa tus notas al finalizar el mes. Revisa la información que recopilaste. Naturalmente, la persona más adecuada para el puesto de responsable emergerá como el candidato lógico.

Aquí te muestro una *checklist* a modo de ejemplo:

CATEGORÍA	PREGUNTA	OBSERVACIONES
Compromiso y actitud	¿Es puntual y consistente en su horario de trabajo?	
	¿Cumple con sus tareas asignadas sin necesidad de supervisión constante?	
	¿Muestra disposición para ayudar a compañeros o asumir tareas adicionales?	
Habilidades organizativas	¿Planifica y prioriza tareas de manera eficiente?	
	¿Mantiene la calma y organización en momentos de alta presión?	
	¿Aporta ideas claras para mejorar la organización de la clínica?	
Resolución de conflictos y actitud positiva	¿Evita problemas y busca soluciones en lugar de quejarse?	
	¿Fomenta un ambiente positivo y colaborativo?	
	¿Maneja situaciones tensas o problemáticas con tacto y profesionalismo?	
Comunicación	¿Se comunica de forma clara, respetuosa y efectiva con pacientes y compañeros?	
	¿Escucha activamente y actúa con precisión tras entender?	
	¿Transmite instrucciones o mensajes importantes al equipo con eficacia?	
Liderazgo natural	¿Es alguien a quien otros compañeros buscan para pedir ayuda o consejo?	
	¿Muestra interés en el bienestar general de la clínica, más allá de su rol?	
	¿Toma decisiones rápidas y acertadas cuando es necesario?	
Valores alineados	¿Demuestra compromiso con la visión y valores de la clínica?	
	¿Representa la imagen profesional y ética de la clínica?	

Seguimos. Si lo que queremos es contratar personal nuevo, entonces debemos saber qué ofrecer al candidato. Las mejores plataformas para buscar personal, bajo mi opinión, son LinkedIn e InfoJobs, dos de las más populares en el mercado actual.

¿Cómo estructurar el proceso de contratación?

1. Pública la oferta en la plataforma deseada y asegúrate de especificar los requisitos en tu anuncio y detallar las habilidades y competencias necesarias.
2. Filtra los CV según los requisitos mencionados. Presta atención especial a la experiencia, formación y conocimientos técnicos del candidato. Selecciona diez CV, haz entrevista a cinco y quédate con tres para una segunda reunión.
3. Realiza una entrevista basada en preguntas clave. También puedes pedirles que realicen una prueba práctica, como una demostración de limpieza dental o evaluación periodontal (si es viable).
4. Si es posible, pide referencias de empresas anteriores para verificar la información del candidato, especialmente si tiene un historial de cambios frecuentes.

Empecemos por saber qué exigir a cada candidato.

Higienista dental

Requisitos básicos para un higienista dental

- **Título superior de higienista bucodental.** Este es el requisito más básico y esencial. Asegúrate de que el candidato tenga la formación adecuada.
- **Curso adicional en radiografía.** Aunque no es obligatorio, este curso es fundamental si se requiere que la higienista maneje radiografías dentales.
- **Manejo del *software* utilizado en la clínica.** No es imprescindible, pero sí recomendable porque el *onboarding* será más fácil .
- **Experiencia mínima de dos años.** Busca candidatos con experiencia previa para evitar posibles problemas por falta de formación práctica. Aunque existen perfiles buenos sin expe-

riencia, la idea es que el candidato ya cuente con formación práctica en la atención dental.

- **Valoración de inglés.** Dependiendo de la ubicación de la clínica, un buen nivel de inglés puede ser un valor añadido, especialmente si la clínica recibe pacientes internacionales.

Preguntas clave para la entrevista

- «¿Cuáles han sido los motivos de los cambios de una clínica a otra?». Esta es una pregunta clave para identificar si el candidato tiene un historial de cambios frecuentes de trabajo. Si no está claro el motivo, puede ser un signo de falta de compromiso o problemas de adaptación. Asegúrate de obtener detalles específicos. Al final de la entrevista, repite la misma pregunta refiriéndote a una clínica específica donde haya trabajado el candidato. Esto te permitirá valorar la sinceridad de su respuesta.
- «¿Qué pasos sigues durante una limpieza profesional?». Esta pregunta busca evaluar el conocimiento práctico y los procedimientos que sigue la higienista dental. Una buena respuesta debe detallar todos los pasos, desde la revisión inicial hasta la ejecución del tratamiento.
- «¿Cómo evalúas la salud periodontal de un paciente?». Es importante que el candidato tenga una comprensión sólida de la salud periodontal. Preguntar sobre su proceso de evaluación revela el nivel de formación y experiencia que tiene en este campo.
- «¿Qué experiencia tienes tomando radiografías dentales?». Esta es una pregunta para comprobar la familiaridad y habilidad del candidato con las radiografías. La respuesta debe incluir detalles sobre los tipos de radiografías y las precauciones que toma para garantizar la seguridad del paciente.

Tabla de salarios para higienista dental (bruto anual y mensual en doce pagas)

Nota: Los salarios siempre se presentan en términos brutos. Aunque es común que los trabajadores pidan conocer el salario neto, como reclutadores no podemos acceder a las circunstancias personales de cada candidato (deducciones fiscales, situación familiar, etc.). Por ello, aunque insistan, es fundamental mantener el enfoque en el salario bruto durante las entrevistas.

Zona	Perfil Junior (0-2 años)	Perfil Medio (2-5 años)	Perfil Senior (5+ años)
Madrid	Anual: 18.000 € Mensual: 1.500 €	Anual: 21.000 € Mensual: 1.750 €	Anual: 24.000 € Mensual: 2.000 €
Barcelona	Anual: 18.000 € Mensual: 1.500 €	Anual: 20.000 € Mensual: 1.667 €	Anual: 23.000 € Mensual: 1.917 €
Valencia	Anual: 17.000 € Mensual: 1.417 €	Anual: 19.000 € Mensual: 1.583 €	Anual: 22.000 € Mensual: 1.833 €
Sevilla	Anual: 17.000 € Mensual: 1.417 €	Anual: 19.000 € Mensual: 1.583 €	Anual: 21.000 € Mensual: 1.750 €
Bilbao	Anual: 19.000 € Mensual: 1.583 €	Anual: 22.000 € Mensual: 1.833 €	Anual: 25.000 € Mensual: 2.083 €
Málaga	Anual: 17.000 € Mensual: 1.417 €	Anual: 19.000 € Mensual: 1.583 €	Anual: 22.000 € Mensual: 1.833 €
Zaragoza	Anual: 18.000 € Mensual: 1.500 €	Anual: 20.000 € Mensual: 1.667 €	Anual: 23.000 € Mensual: 1.917 €
Alicante	Anual: 17.000 € Mensual: 1.417 €	Anual: 19.000 € Mensual: 1.583 €	Anual: 21.000 € Mensual: 1.750 €
Granada	Anual: 16.000 € Mensual: 1.333 €	Anual: 18.000 € Mensual: 1.500 €	Anual: 20.000 € Mensual: 1.667 €
Islas Canarias	Anual: 16.000 € Mensual: 1.333 €	Anual: 18.000 € Mensual: 1.500 €	Anual: 20.000 € Mensual: 1.667 €

Recepcionista

Para mí, el puesto de recepción es uno de los más determinantes en el éxito de una clínica odontológica. Muchas veces pasamos por alto que el primer y último contacto que el paciente tiene con la clínica es con nuestra recepcionista. Si este perfil está bien preparado para recibir al paciente con una sonrisa genuina, ofrecerle algo para que se sienta cómodo y mantenerlo informado sobre los tiempos de espera y el progreso de su cita, el paciente pasará a la consulta con una actitud mucho más relajada y abierta. Esto no solo mejora la experiencia del paciente, sino que también facilita su disposición a escuchar las recomendaciones del odontólogo y a seguir adelante con los tratamientos propuestos.

Un aspecto clave que a menudo olvidamos es la conversión de citas a tratamientos.

Muchas veces, la recepcionista es el primer eslabón en este proceso, y una gestión eficiente de las citas puede marcar la diferencia en la aceptación de los tratamientos. Este tema es fundamental, y lo abordaremos más adelante.

Requisitos básicos para una recepcionista

- **Título de formación profesional o bachillerato.** Aunque no es obligatorio tener una titulación superior, un título de FP en administración o similar es una ventaja.
- **Experiencia mínima de dos años como recepcionista, administrativa o en un puesto similar.** La experiencia previa facilitará el proceso de integración en la clínica. Mi opinión es no poner en este puesto a una persona de atención al paciente, ya que la mayoría de veces trabajan con incentivos por ventas y, al cabo de unos meses, este puesto se le quedará pequeño, económicamente hablando.
- **Manejo de *software* de gestión.** Es importante que el candidato tenga conocimientos en el manejo de herramientas de gestión y agenda odontológica, pero no imprescindible.
- **Actitud comunicativa y habilidades interpersonales.** La recepcionista es la primera cara de la clínica, por lo que debe ser empática y saber manejar situaciones tanto con pacientes como con el equipo.
- **Valoración de inglés.** Dependiendo de la clínica, un nivel básico o intermedio de inglés puede ser útil.

Preguntas clave para la entrevista

- «¿Qué métodos utilizas para organizar tu día a día y garantizar que todo funcione de manera eficiente?». Esta pregunta evalúa las habilidades organizativas y la capacidad de gestionar múltiples tareas.

Ejemplo de una buena respuesta: «Soy muy metódica con la organización de mis tareas. Cada mañana, reviso las citas del día y me aseguro de que los horarios estén optimizados para evitar solapamientos. También dedico tiempo al final del día para preparar el siguiente, asegurándome de que todos los materiales y recursos necesarios estén listos».

- «¿Cómo manejarías una queja de un paciente?». La respuesta debe mostrar cómo el candidato mantiene la calma y resuelve conflictos de manera profesional.

Ejemplo de una buena respuesta: «Primero, escucharía al paciente con atención, mostrando empatía y validando sus preocupaciones. Por ejemplo, si un paciente está molesto por un retraso en su cita, le pediría disculpas y le explicaría la razón del retraso, ofreciéndole una solución. Siempre mantendría una actitud calmada y profesional para garantizar que el paciente se sienta escuchado y respetado».

- «¿Qué experiencia tienes en el uso de herramientas de gestión de agendas o CRM?». Evaluar si el candidato tiene experiencia previa con los sistemas de gestión específicos que utiliza la clínica.

Ejemplo de una buena respuesta: «Por ejemplo, en mi trabajo anterior, optimicé la programación al reducir los tiempos muertos entre citas, lo que permitió aumentar el flujo de pacientes en un 15 %. También he utilizado CRM para registrar y gestionar datos de los pacientes, desde su historial clínico hasta recordatorios de seguimiento, asegurándome de que todo esté actualizado y accesible para el equipo médico».

- «¿Cómo gestionas una llamada telefónica mientras estás atendiendo a un paciente?». Es importante que el candidato sea capaz de manejar varias tareas al mismo tiempo sin perder calidad en el servicio.

Ejemplo de una buena respuesta: «Si estoy atendiendo a un paciente en recepción, lo primero que hago es priorizar su atención. Si su consulta no es urgente, pido permiso para contestar la llamada, explicando amablemente al paciente en la línea que le atenderé en un momento. Si la llamada requiere una atención prolongada, anoto los detalles rápidamente y prometo devolver la llamada lo antes posible. Siempre intento equilibrar la atención, garantizando que tanto el paciente presencial como el telefónico se sientan valorados y atendidos».

Tabla de salarios para recepcionista (bruto anual y mensual en doce pagas)

Zona	Perfil Junior (0-2 años)	Perfil Medio (2-5 años)	Perfil Senior (5+ años)
Madrid	Anual: 17.000 € Mensual: 1.417 €	Anual: 20.000 € Mensual: 1.667 €	Anual: 23.000 € Mensual: 1.917 €
Barcelona	Anual: 17.000 € Mensual: 1.417 €	Anual: 19.000 € Mensual: 1.583 €	Anual: 22.000 € Mensual: 1.833 €
Valencia	Anual: 16.000 € Mensual: 1.333 €	Anual: 18.000 € Mensual: 1.500 €	Anual: 21.000 € Mensual: 1.750 €
Sevilla	Anual: 16.000 € Mensual: 1.333 €	Anual: 18.000 € Mensual: 1.500 €	Anual: 20.000 € Mensual: 1.667 €
Bilbao	Anual: 18.000 € Mensual: 1.500 €	Anual: 21.000 € Mensual: 1.750 €	Anual: 24.000 € Mensual: 2.000 €
Málaga	Anual: 16.000 € Mensual: 1.333 €	Anual: 18.000 € Mensual: 1.500 €	Anual: 21.000 € Mensual: 1.750 €
Zaragoza	Anual: 17.000 € Mensual: 1.417 €	Anual: 19.000 € Mensual: 1.583 €	Anual: 22.000 € Mensual: 1.833 €
Alicante	Anual: 16.000 € Mensual: 1.333 €	Anual: 18.000 € Mensual: 1.500 €	Anual: 20.000 € Mensual: 1.667 €
Granada	Anual: 15.000 € Mensual: 1.250 €	Anual: 17.000 € Mensual: 1.417 €	Anual: 19.000 € Mensual: 1.583 €
Islas Canarias	Anual: 15.000 € Mensual: 1.250 €	Anual: 17.000 € Mensual: 1.417 €	Anual: 19.000 € Mensual: 1.583 €

Atención al paciente

Este perfil es fundamental y no debe compaginarse con ningún otro de clínica.

A lo largo de mi trayectoria profesional, he llegado a una conclusión clave: si quieres que algo no se lleve a cabo, asigna varios responsables; si quieres que algo se haga bien, delega la tarea en una única persona capacitada.

En una de las clínicas donde trabajé, cometimos el error de fusionar roles. La higienista también asumía las funciones de atención al paciente y responsable de la clínica. Como era de esperarse, estaba sobrecargada y, además, la clínica no terminaba de despegar.

Tras analizar detenidamente las habilidades de la trabajadora, decidí que era hora de reestructurar los roles. Le devolví el enfoque exclusivo en su puesto como higienista y contraté a una persona especializada y con experiencia para el área de ventas. ¿Era un riesgo? Sí, porque implicaba un gasto extra en una clínica con problemas de crecimiento. Pero el resultado fue espectacular.

Los trabajadores estaban más organizados y enfocados en sus funciones específicas. Como resultado, en el primer año logramos un crecimiento de cincuenta mil euros, un puesto más que amortizado y con un crecimiento exponencial que continuó en los años siguientes. Esta experiencia refuerza la importancia de definir roles claros y asignar a cada persona las tareas donde realmente pueda destacar.

Requisitos básicos para atención al paciente

Habilidades de comunicación excepcionales. La persona debe ser capaz de conectar con los pacientes de manera empática y clara.

En el ámbito de las ventas, comprender a fondo el producto o servicio es esencial. En el caso de las clínicas dentales, el personal encargado de las ventas debe tener un conocimiento sólido sobre los tratamientos: detalles, tiempos, materiales y procedimientos. Esto les permitirá explicar y resolver eficazmente las dudas de los pacientes.

Hoy en día, algunos pacientes llegan con un conocimiento avanzado tras haber investigado exhaustivamente o haber realizado un *tour* dental. Si el personal no está preparado para responder preguntas más complejas, se corre el riesgo de perder la confianza del paciente y, posiblemente, una venta.

Esto no significa que debas descartar a un excelente perfil de ventas solo porque carezca de experiencia previa en odontología. Sin embargo, es fundamental que estés dispuesto a invertir tiempo en su formación para cerrar esta brecha. Ignorar este aspecto puede dejar una debilidad significativa en el servicio al paciente y, por ende, en los resultados de la clínica.

Deberá familiarizarse con el sistema de gestión de la clínica (citas, seguimiento de pacientes, etc.).

Experiencia previa en atención al cliente o ventas idealmente al menos entre dos y cuatro años en sectores relacionados.

Capacidad para trabajar bajo presión. La atención al paciente implica lidiar con imprevistos y manejar múltiples tareas.

Valorable experiencia en fidelización de clientes o venta de servicios médicos.

En áreas turísticas, un nivel intermedio-alto de inglés (B2 o superior) puede ser necesario.

Preguntas clave para la entrevista

● «¿Cómo gestionas situaciones en las que un paciente está insatisfecho?». Busca respuestas que reflejen habilidades para resolver conflictos con calma y empatía.

Ejemplo: «Cuando un paciente está insatisfecho, lo primero que hago es escuchar atentamente para entender su preocupación sin interrumpir. Me aseguro de que se sienta comprendido y valioso, y luego trato de ofrecer una solución concreta. Por ejemplo, si hay un problema con el tratamiento, me aseguro de comunicarme con el equipo para ver cómo podemos solucionarlo rápidamente. Siempre intento mantener la calma, ya que creo que esto ayuda a calmar al paciente también».

● «¿Qué métodos usas para priorizar tareas en un entorno dinámico como una clínica?». La respuesta debe demostrar organización y capacidad para manejar múltiples responsabilidades.

Ejemplo: «En una clínica, es fundamental tener una buena organización. Yo utilizo una lista de tareas diaria y la divido en urgente, importante y lo que puedo dejar para más tarde. Esto me ayuda a enfocarme en lo que debe hacerse de inmediato, como la atención telefónica o gestionar la llegada de los pacientes, mientras dejo tareas administrativas para un poco más tarde. Además, siempre dejo espacio para imprevistos porque sé que es un ambiente donde surgen muchas situaciones inesperadas».

● «¿Cómo explicarías un tratamiento dental complejo a un paciente sin experiencia médica?». Observa la claridad de comunicación y su habilidad para conectar con el paciente.

Ejemplo: «Me esfuerzo en explicar los tratamientos de forma sencilla y clara, sin usar tecnicismos. Por ejemplo, si un paciente necesita un tratamiento de conducto, le diría: "Lo que vamos a hacer es limpiar y sellar una parte del diente donde se encuentra una infección. Esto evitará que el problema se propague y ayuda a que el diente funcione correctamente de nuevo. Durante el procedimiento, te mantendré informado de todo lo que estamos haciendo". Creo que es importante que los pacientes se sientan tranquilos y comprendan lo que va a ocurrir».

- «¿Qué experiencia tienes en el uso de sistemas de gestión de citas o CRM?». Evalúa si el candidato puede adaptarse rápidamente a las herramientas específicas de la clínica.

Ejemplo: «He trabajado con varios sistemas de gestión de citas y CRM en mis trabajos anteriores. Con uno de ellos gestionábamos no solo las citas, sino también el seguimiento de los pacientes y sus tratamientos. Me siento cómoda utilizando herramientas digitales para agendar, recordar citas y hacer un seguimiento de la satisfacción del paciente. Si bien cada sistema tiene sus peculiaridades, tengo facilidad para adaptarme rápidamente».

- «¿Cómo te asegurarías de que un paciente se sienta valorado desde su llegada hasta su salida?». Esto ayuda a medir el nivel de enfoque en la experiencia del paciente.

Ejemplo: «Desde que el paciente llega, me aseguro de saludarlo de forma cálida y amistosa, preguntándole cómo está y asegurándome de que se sienta cómodo. Mientras esperan, les ofrezco algo para beber y les informo de los tiempos de espera. Durante la consulta, trato de que el paciente se sienta escuchado y trato sus inquietudes con respeto. Al final de la cita, siempre agradezco su visita y les pregunto si tienen alguna otra pregunta. Además, hago un seguimiento para asegurarme de que todo haya ido bien».

Salarios para atención al paciente / ventas (bruto anual y mensual en doce pagas)

Zona	Perfil Junior (0-2 años)	Perfil Medio (2-5 años)	Perfil Senior (5+ años)
Madrid	Anual: 17.000 € Mensual: 1.417 €	Anual: 20.000 € Mensual: 1.667 €	Anual: 23.000 € Mensual: 1.917 €
Barcelona	Anual: 17.000 € Mensual: 1.417 €	Anual: 19.000 € Mensual: 1.583 €	Anual: 22.000 € Mensual: 1.833 €
Valencia	Anual: 16.000 € Mensual: 1.333 €	Anual: 18.000 € Mensual: 1.500 €	Anual: 21.000 € Mensual: 1.750 €
Sevilla	Anual: 16.000 € Mensual: 1.333 €	Anual: 18.000 € Mensual: 1.500 €	Anual: 20.000 € Mensual: 1.667 €
Bilbao	Anual: 18.000 € Mensual: 1.500 €	Anual: 21.000 € Mensual: 1.750 €	Anual: 24.000 € Mensual: 2.000 €
Málaga	Anual: 16.000 € Mensual: 1.333 €	Anual: 18.000 € Mensual: 1.500 €	Anual: 21.000 € Mensual: 1.750 €
Zaragoza	Anual: 17.000 € Mensual: 1.417 €	Anual: 19.000 € Mensual: 1.583 €	Anual: 22.000 € Mensual: 1.833 €
Alicante	Anual: 16.000 € Mensual: 1.333 €	Anual: 18.000 € Mensual: 1.500 €	Anual: 20.000 € Mensual: 1.667 €
Granada	Anual: 15.000 € Mensual: 1.250 €	Anual: 17.000 € Mensual: 1.417 €	Anual: 19.000 € Mensual: 1.583 €
Islas Canarias	Anual: 15.000 € Mensual: 1.250 €	Anual: 17.000 € Mensual: 1.417 €	Anual: 19.000 € Mensual: 1.583 €

Director de clínica

Requisitos básicos para un director de clínica

- **Formación en gestión empresarial o sanitaria.** Aunque no siempre es obligatorio, una formación específica en administración, gestión sanitaria o similar es altamente recomendable para este puesto. Pero, en mi opinión, es MUCHO más importante la experiencia en puestos similares.
- **Habilidades en liderazgo y gestión de equipos.** El director debe tener la capacidad de liderar al personal, resolver conflictos y fomentar un ambiente de trabajo colaborativo y eficiente.

- **Conocimientos en planificación estratégica y operativa.** Es importante que domine aspectos como la optimización de recursos, análisis financiero básico y cumplimiento de objetivos.
- **Experiencia mínima de tres años en un puesto de gestión** (muy valorable de clínica). Si bien algunos directores pueden tener menos experiencia, los mejores candidatos suelen tener un historial comprobado de éxito en roles similares.
- **Habilidades de comunicación y negociación.** Este rol implica interactuar con proveedores, pacientes y el equipo de trabajo, por lo que es esencial tener excelentes capacidades para transmitir ideas y alcanzar acuerdos.
- **Dominio del inglés.** En clínicas ubicadas en zonas con gran afluencia de pacientes internacionales, el inglés es un requisito importante.

Preguntas clave para la entrevista

- «¿Cómo definirías tu estilo de liderazgo?». Esta pregunta ayuda a comprender cómo el candidato maneja al equipo, resuelve conflictos y fomenta la productividad en el entorno laboral.

Respuestas clave del candidato: «Prefiero escuchar a mi equipo y fomentar la participación activa en la toma de decisiones. Esto crea un ambiente de confianza y compromiso»; «Aunque valoro la opinión del equipo, siempre mantengo el enfoque en los objetivos establecidos»; «Adapto mi estilo de liderazgo según las circunstancias y las necesidades del equipo, desde ser más directivo en situaciones críticas hasta delegar en momentos de estabilidad»; «Me esfuerzo en crear un ambiente donde los problemas puedan discutirse abierta y profesionalmente».

- «¿Qué estrategias utilizas para mejorar la rentabilidad de una clínica?». Esta respuesta dará una idea de su capacidad para implementar cambios que optimicen los ingresos y reduzcan los gastos.

Respuestas clave del candidato: «Analizo los horarios para maximizar el uso de las salas y evitar tiempos muertos en el equipo clínico»; «Implemento programas de seguimiento para recordar citas y ofrecer incentivos para tratamientos recurrentes»; «Revisamos regularmente los acuerdos con proveedores para asegurar el mejor precio sin comprometer la calidad»; «Formo al equipo en la venta cruzada, así como incluir servicios complementarios durante el tratamiento»; «Invierto en el trato al paciente, ya que un paciente satisfecho es más probable que recomiende la clínica».

- «¿Cómo priorizas las tareas y objetivos de la clínica?». Permite conocer si el candidato puede gestionar múltiples responsabilidades y cumplir plazos importantes.

Respuestas clave del candidato: «Utilizo herramientas como *software* de planificación para visualizar todas las tareas y asignar prioridades»; «Las tareas que impactan directamente en la satisfacción del paciente o la rentabilidad de la clínica son las primeras que abordo»; «Confío en los miembros de mi equipo para asumir responsabilidades específicas y me aseguro de que tengan los recursos necesarios»; «Mantengo reuniones breves diarias para ajustar las prioridades si surgen nuevos retos».

- «¿Cómo manejas una situación en la que un miembro del equipo tiene bajo rendimiento?». Evalúa la capacidad del candidato para resolver problemas relacionados con el equipo de manera profesional y constructiva.

Respuestas clave del candidato: «Primero tengo una conversación privada con el empleado para entender las razones detrás de su bajo rendimiento»; «Definimos juntos un plan de acción con objetivos claros y plazos específicos para medir el progreso»; «Me aseguro de proporcionar los recursos o la capacitación necesarios para ayudarle a mejorar»; «Realizo reuniones de seguimiento para evaluar el progreso y hacer ajustes al plan si es necesario»; «Si después de un tiempo razonable no hay mejora, tomo medidas disciplinarias o considero una reestructuración del equipo».

¿Qué más buscar en un director de clínica?

Un buen director no solo debe resolver problemas del día a día, sino también planificar a largo plazo. Es crucial que establezca objetivos claros y alcanzables, guiando a la clínica hacia un crecimiento. Un director que se limita a apagar fuegos terminará por limitar el desarrollo de la clínica, dejando poco margen para el retorno de inversión y la mejora continua.

La gestión de una clínica conlleva lidiar con imprevistos. Un director eficiente debe mantener la calma y ofrecer soluciones rápidas y efectivas. Si el líder pierde el control en situaciones críticas, el equipo podría entrar en pánico y afectar el rendimiento general. La capacidad de mantener la estabilidad es clave para superar los desafíos.

Aunque su rol es principalmente administrativo, el director debe recordar que el éxito de la clínica depende en gran parte de la experiencia del paciente. Conocer de primera mano el *feedback* de los pacientes no es solo un gesto profesional, sino una herramienta estratégica que puede impulsar el crecimiento de la clínica. Esto incluye asegurarse de que el equipo ofrezca un trato impecable y trabajar en mejoras continuas basadas en las necesidades del paciente.

Un director debe ser capaz de monitorear y mejorar las métricas clave de la clínica, como la retención de pacientes, el número de tratamientos realizados y la rentabilidad. La información es poder, por lo que es imprescindible que el director proporcione informes claros y consistentes, idealmente de manera semanal. Esto permite corregir desviaciones en los objetivos anuales de crecimiento de forma oportuna. Corregir un desvío mensual es mucho más manejable que enfrentarlo trimestralmente.

Tabla de salarios para directores de clínica (bruto anual y mensual en doce pagas)

Ciudad	Experiencia	Salario Bruto Anual (€)	Salario Mensual Bruto (12 pagas) (€)
Madrid	Junior (1-3 años)	30.000 € - 35.000 €	2.500 € - 2.916 €
	Medio (3-5 años)	40.000 € - 50.000 €	3.333 € - 4.166 €
	Senior (+5 años)	55.000 € - 70.000 €	4.583 € - 5.833 €
Barcelona	Junior (1-3 años)	28.000 € - 33.000 €	2.333 € - 2.750 €
	Medio (3-5 años)	38.000 € - 47.000 €	3.166 € - 3.916 €
	Senior (+5 años)	52.000 € - 68.000 €	4.333 € - 5.666 €
Valencia	Junior (1-3 años)	25.000 € - 30.000 €	2.083 € - 2.500 €
	Medio (3-5 años)	35.000 € - 42.000 €	2.916 € - 3.500 €
	Senior (+5 años)	45.000 € - 58.000 €	3.750 € - 4.833 €
Bilbao	Junior (1-3 años)	28.000 € - 34.000 €	2.333 € - 2.833 €
	Medio (3-5 años)	38.000 € - 48.000 €	3.166 € - 4.000 €
	Senior (+5 años)	50.000 € - 65.000 €	4.166 € - 5.416 €
Sevilla	Junior (1-3 años)	24.000 € - 28.000 €	2.000 € - 2.333 €
	Medio (3-5 años)	32.000 € - 40.000 €	2.666 € - 3.333 €
	Senior (+5 años)	42.000 € - 55.000 €	3.500 € - 4.583 €
Zaragoza	Junior (1-3 años)	25.000 € - 29.000 €	2.083 € - 2.416 €
	Medio (3-5 años)	33.000 € - 41.000 €	2.750 € - 3.416 €
	Senior (+5 años)	44.000 € - 57.000 €	3.666 € - 4.750 €

Onboarding

Por último, vamos hablar del *onboarding*. Implementar esta metodología en tu clínica no solo te preparará para el crecimiento, sino que también garantizará que todo el personal opere bajo una misma línea de trabajo, creando consistencia y eficiencia en las operaciones diarias. Lo mejor es que este esfuerzo se realiza una sola vez, y su impacto se reflejará a largo plazo en la cohesión del equipo y la calidad del servicio.

¿Por qué es importante un buen *onboarding*? Porque de esta forma todos los empleados trabajarán bajo una misma metodología, evitando discrepancias en la atención y gestión. Los trabajadores bien integrados tienden a quedarse más tiempo. Una buena formación inicial permite que los nuevos empleados sean productivos más rápido.

A continuación, te presento un esquema que puede servir como guía para estructurar esta implementación de manera efectiva:

1. **Define la estructura de tu manual:**
   - presentación de la clínica;
   - información administrativa y operativa;
   - formación inicial y familiarización con sistemas;
   - políticas internas y normativas;
   - objetivos iniciales del puesto.

2. **Diseña la sección de presentación de la clínica:**
   - escribe un resumen de cómo inició la clínica, qué la hace única y cuáles son sus valores fundamentale.;
   - declara tus objetivos a largo plazo y cómo el equipo contribuye a ellos;
   - diseña una guía visual o escrita de las instalaciones, incluyendo zonas de trabajo y descanso;
   - presenta al equipo actual con sus roles y define las líneas de comunicación internas.

3. **Documentación administrativa y operativa:**
   - política de horarios, descansos y ausencias;
   - política de vacaciones;
   - política de días de asuntos propios.

4. Diseña un plan de formación que aborde:

- explica cómo acceder y usar el CRM o herramientas de gestión de pacientes. No olvides preparar los usuarios y contraseñas de todas las plataforma;
- instrucciones para configurar correos electrónicos, intranet o plataformas internas;
- proporciona guías sobre los procedimientos estándares en la clínica. Ejemplo: Si utilizas un *software* específico, incluye capturas de pantalla y pasos para las funciones más importantes.

5. Políticas internas y normativas:

- código de conducta y comportamiento esperado;
- política de confidencialidad y manejo de datos sensibles;
- normas de atención al paciente y estándares de calidad;
- protocolo ante emergencias.

Consejos

Diseña un glosario de términos clínicos y operativos comunes para que el personal nuevo se familiarice con ellos.

Personaliza manuales por puestos. Cada clínica tiene roles únicos, pero, en general, debes desarrollar apartados específicos:

- **Recepción:** atención telefónica, manejo de citas, interacción con pacientes y resolución de quejas.
- **Higienista dental:** protocolos clínicos, manejo de materiales y coordinación con el equipo.
- **Atención al paciente:** formación en ventas, fidelización y gestión de quejas.
- **Dirección de clínica:** liderazgo, gestión de equipos y control de métricas clave.

1.2 Cómo definir roles

Considero firmemente que definir roles claros dentro de una clínica es esencial para garantizar un funcionamiento eficiente, minimizar conflictos y establecer expectativas claras para cada miembro del equipo. Un esquema bien estructurado permite delegar responsabilidades adecuadamente, evita la sobrecarga de trabajo y asegura que todos los aspectos de la clínica estén cubiertos.

Pasos para definir roles de manera efectiva:

1. Identifica las necesidades operativas de la clínica. Antes de asignar roles, evalúa las necesidades específicas de tu clínica. Haz una lista de las tareas diarias, semanales y mensuales que deben llevarse a cabo:

- gestión de citas,
- atención al paciente,
- higiene bucodental,
- supervisión administrativa y financiera.

Consejo: Realiza una auditoría de las actividades actuales para identificar áreas donde pueda haber duplicación de esfuerzos o tareas desatendidas.

2. Define los puestos clave. Basándote en las necesidades identificadas, establece los roles principales dentro de la clínica. Algunos de los puestos comunes incluyen:

- Director de clínica:
  - o supervisión general de operaciones;
  - o control de métricas financieras y estratégicas;
  - o gestión del equipo y resolución de conflictos.

- Recepcionista:
  - o Gestión de citas y llamadas telefónicas.
  - o Bienvenida y registro de pacientes.
  - o Coordinación con el personal clínico para garantizar el flujo adecuado de trabajo.

- Higienista dental:
  - o realización de limpiezas dentales y procedimientos preventivos;
  - o apoyo al odontólogo en tratamientos específicos;
  - o educación del paciente sobre salud bucal.

- Atención al paciente (ventas):
  - o explicación de tratamientos y seguimiento con los pacientes;
  - o gestión de presupuestos y pagos;
  - o fidelización de pacientes y resolución de quejas.

3. Define límites de responsabilidad. Evita la duplicación de esfuerzos asignando tareas específicas a cada rol. Ejemplo: La recepcionista gestiona las citas y la comunicación inicial con los pacientes; el personal de atención al paciente es responsable de explicar los tratamientos y cerrar presupuestos.

Nota: Es importante establecer límites claros para evitar conflictos o confusión sobre quién es responsable de qué tareas.

4. Adapta los roles al tamaño de la clínica. En clínicas pequeñas, puede ser necesario que un empleado asuma varias funciones (por ejemplo, recepción y atención al paciente). Si es el caso, entonces define prioridades para cada función. Asegúrate de que las expectativas sean realistas para evitar la sobrecarga de trabajo.

Consejo: A medida que la clínica crezca, revisa la estructura y separa roles combinados para aumentar la eficiencia.

5. Documenta los roles. Incorpora todas las descripciones y responsabilidades en un documento oficial (por ejemplo, el manual corporativo). Esto permitirá que todos los miembros del equipo tengan acceso a la información y sepan exactamente cuáles son sus funciones.

Herramienta útil: Crea organigramas visuales que muestren la estructura jerárquica y las líneas de comunicación.

6. Comunica los roles al equipo. Organiza una reunión para explicar las funciones de cada rol a todo el personal. Te ayudará a aclarar expectativas, reducir conflictos internos y fomentar la colaboración y el respeto mutuos.

IMPORTANTE: Definir roles de manera precisa es esencial para garantizar la eficiencia operativa y fomentar un ambiente laboral saludable en la clínica. No asumas que las responsabilidades están claras por sí solas. Los trabajadores, en ausencia de una comunicación específica, tienden a interpretar las funciones a su manera, lo que puede generar confusión, duplicación de esfuerzos o incluso conflictos. Al establecer roles bien definidos y comunicarlos de forma directa, notarás una mejora significativa en la organización interna y en la satisfacción del equipo.

1.3 Técnicas para motivar al equipo y evitar que el talento clave se marche

No se trata de retener al talento: se trata de que el talento elija quedarse.

El éxito de la clínica no solo depende de la calidad de sus servicios, sino también de la capacidad de mantener a un equipo motivado, comprometido y en constante crecimiento.

La retención del talento clave reduce la rotación, mejora la cohesión del equipo y garantiza una experiencia consistente para los pacientes.

Estrategias prácticas para lograrlo

1. Reconocimiento y agradecimiento. Reconoce públicamente los logros del equipo y de los individuos. Una simple frase como «gran trabajo hoy» puede tener un impacto significativo.

Si un miembro del equipo celebra su primer aniversario en la clínica, organiza una pequeña celebración con el equipo. Una tarjeta de agradecimiento o un pequeño detalle, como una planta de oficina o una comida de grupo, ayudará a mostrar que su esfuerzo es apreciado.

2. Desarrollo profesional. Ofrece cursos, talleres o acceso a certificaciones que permitan al equipo desarrollar nuevas habilidades.

Ejemplo: Ofrecer a tu equipo de higienistas una formación adicional en nuevas técnicas de limpieza dental o en el manejo de equipos de última tecnología. Esto no solo les da nuevas habilidades, sino que también les hace sentir que su trabajo tiene un propósito más allá de lo rutinario.

Establece planes de carrera dentro de la clínica, mostrando al personal que puede progresar profesionalmente dentro de tu estructura.

3. Incentivos y beneficios. Diseña un sistema de bonificaciones ligado a objetivos específicos, como el cumplimiento de metas de productividad o satisfacción del paciente (lo veremos en detalle más adelante).

Considera ofrecer seguros médicos, descuentos en tratamientos, horarios flexibles, membresía de gimnasio o día libre de cumpleaños como reconocimiento al buen desempeño.

4. Comunicación abierta y transparente. Organiza reuniones semanales con todo el equipo para discutir el estado de la clínica, nuevos objetivos y retos. Por ejemplo, puedes hacer una reunión los lunes por la mañana donde cada área (recepción, higienistas, atención al paciente) dé una breve actualización de la semana anterior y plantee objetivos para la semana siguiente.

Asegúrate de que los trabajadores tengan un espacio donde puedan expresar dudas, preocupaciones o sugerencias. Ejemplo: Establece un grupo de comunicación digital (como un grupo de WhatsApp o una intranet de la clínica) donde todos los empleados puedan compartir información importante de manera rápida y eficiente. Esto permite una comunicación continua y evita que surjan malentendidos.

5. Cultura laboral positiva. Organiza actividades de *team building* fuera del horario laboral, como un almuerzo o una actividad recreativa.

Implementa normas de respeto mutuo y equidad entre todo el personal. Si surge un conflicto, asegúrate de mediar y tratarlo de manera justa para que todos se sientan escuchados y comprendidos. Esto puede incluir desde la manera en que se trata a los pacientes hasta cómo se resuelven las diferencias internas del equipo.

6. Revisión y evaluación constante. Cada tres meses, envía una encuesta anónima a todos los empleados para medir su nivel de satisfacción con el trabajo, los beneficios y la relación con los demás miembros del equipo.

Puedes preguntar: «¿Te sientes reconocido por tu trabajo?» o «¿Cómo calificarías el ambiente laboral en la clínica?».

Realiza reuniones uno a uno con los miembros clave del equipo para discutir su progreso, sus inquietudes y sus metas. Por ejemplo, dedica treinta minutos mensuales para sentarte con tu recepcionista y preguntarle cómo se siente con sus tareas, si necesita más recursos o si hay algo que te gustaría mejorar en la clínica.

La motivación no es solo una herramienta para mejorar el ambiente laboral; es también una estrategia empresarial. Un equipo satisfecho y motivado es más productivo, brinda una atención superior a los pacientes y contribuye al éxito general de la clínica.

Estas técnicas no requieren una inversión significativa, pero sí un compromiso constante del liderazgo. Aplicarlas no solo mejorará el rendimiento del equipo, sino que también consolidará tu clínica como un lugar atractivo para trabajar.

1.4 Beneficios adicionales

Los beneficios adicionales o no retribuidos son una herramienta poderosa para motivar y retener al talento clave en la clínica. Estos beneficios no solo mejoran la satisfacción y bienestar del personal, sino que también refuerzan la lealtad, reducen el absentismo y aumentan la productividad general. Estos beneficios no requieren grandes inversiones económicas, pero su implementación puede tener un impacto significativo en la cohesión y rendimiento del equipo, creando un ambiente de trabajo más positivo y enfocado en el éxito.

Te describo algunas estrategias para implementarlos:

- Seguro de salud privado para empresa.
- Membresías gratuitas de gimnasio. Haz acuerdos con algún gimnasio cercano a la clínica y potencia el autocuidado y desconexión del equipo. Ejemplo: «Si hacemos un acuerdo para inscribir a diez empleados, ¿podríamos recibir un 20 % de descuento por persona?».
- Día libre por cumpleaños.
- Horarios flexibles o turnos rotativos.
- Ofrecer días libres adicionales no solo por vacaciones, sino también para eventos especiales o para bienestar personal (como un día libre de salud mental). El resto del equipo sigue trabajando y la clínica sigue siendo productiva.
- Ofrecer a los empleados cursos de especialización o talleres para obtener certificaciones adicionales en su campo, como formación en nuevos tratamientos dentales, gestión administrativa o ventas.
- Establecer un plan de desarrollo que permita a los empleados avanzar dentro de la clínica, ya sea asumiendo mayores responsabilidades, liderando un equipo o gestionando proyectos específicos.
- Programas de reconocimiento (empleado del mes, premios por objetivos alcanzados, etc.):

o Crear un programa que reconozca a los empleados que se destaquen por su rendimiento, actitud o contribución al ambiente laboral, premiándolos con un pequeño incentivo, como un vale para comer en un restaurante o una tarde libre.

o Ofrecer descuentos o tratamientos gratuitos en la propia clínica para el personal y sus familiares, como una limpieza dental gratuita o descuentos en ortodoncia.

¿Utilizas alguno de estos beneficios? Si la respuesta es sí, ¿cuáles?

1.5 Evaluación del desempeño del equipo

La evaluación del desempeño es una herramienta esencial para medir el progreso individual y grupal, identificar áreas de mejora, y fortalecer el rendimiento global del equipo.

Este modelo te permitirá estructurar evaluaciones trimestrales para ajustes rápidos y evaluaciones anuales más detalladas, ayudándote a mantener un estándar de calidad y eficiencia en tu clínica.

Evaluaciones trimestrales: seguimiento continuo

Las evaluaciones trimestrales se enfocan en monitorear el progreso y realizar ajustes rápidos. Este proceso debe ser ágil y orientado a resultados inmediatos.

1. Detectar avances, identificar pequeños desajustes y ajustar metas a corto plazo.
2. 15-30 minutos por empleado.
3. Estructura de la evaluación:

   - Ejemplo para recepcionista: Aumentar la puntualidad en la confirmación de citas al 95 %.
   - Ejemplo para higienista: Completar todas las limpiezas programadas dentro del tiempo estándar.

Discusión sobre logros recientes: «Has logrado reducir las cancelaciones de última hora en un 20 % gracias a tus recordatorios efectivos».

Identificación de obstáculos: «Noté que el manejo de los tiempos entre pacientes ha sido un desafío. ¿Qué apoyo necesitas para mejorar?».

Plan de acción inmediato: definir un paso claro para mejorar, como un taller corto o una sesión de *coaching*.

Evaluaciones anuales: visión integral

Las evaluaciones anuales son más exhaustivas y permiten analizar el desempeño global, definir metas estratégicas y planificar el desarrollo profesional a largo plazo.

1. Medir el impacto global, ajustar responsabilidades y establecer un plan de crecimiento personalizado.
2. 45-60 minutos por empleado.
3. Estructura de la evaluación. Usa un formato estandarizado con calificaciones para áreas clave, como calidad del trabajo, puntualidad, trabajo en equipo y actitud.

Ejemplo para atención al paciente:

- Calidad del servicio: «Lograste convertir un 75 % de presupuestos presentados en tratamientos, lo que supera la meta inicial del 60 %».
- Trabajo en equipo: «Tus interacciones con el personal médico han mejorado la coordinación en las salas de tratamiento».
- *Feedback* estructurado. Ejemplo: «Uno de los pacientes mencionó específicamente tu paciencia al explicar un procedimiento. Eso muestra tu capacidad de generar confianza».

Define las metas y mejoras específicas que el empleado debe alcanzar en su puesto durante el siguiente año. Fomentar el aprendizaje continuo y la actualización de habilidades es clave para evitar el estancamiento y la monotonía laboral.

Considera opciones como la inscripción en cursos de especialización, la asignación de un mentor para guiar su crecimiento o la delegación de nuevas responsabilidades que amplíen su experiencia y compromiso con la clínica. Estas acciones no solo benefician al empleado, sino que también fortalecen el rendimiento general del equipo.

Indicadores de desempeño

Define los KPI claros y adaptados a cada rol para medir su impacto:

1. **Director:**
- Incremento en los ingresos anuales.

- Reducción de costos operativos.
- Cumplimiento de metas estratégicas.

2. Recepción:
- Porcentaje de citas confirmadas con éxito.
- Satisfacción del paciente al llegar (medida mediante encuestas rápidas).

3. Higienista:
- Calidad en los procedimientos (basada en el *feedback* de pacientes).
- Reducción de tiempos entre tratamientos.

4. Atención al paciente:
- Conversión de presupuestos a tratamientos.
- Retención de pacientes a través de seguimientos efectivos.

Ejemplo evaluación trimestral de una recepcionista

Nombre: Noelia Dueñas
Fecha: 1 de abril de 2025
Puesto: Recepcionista
Supervisor: Dr. López

ÁREA	OBJETIVO TRIMESTRAL	RESULTADO ALCANZADO	OBSERVACIONES	ACCIÓN CORRECTIVA / META AJUSTADA
Gestión de citas	Confirmar el 95 % de las citas a tiempo	Confirmado el 92 %	Muy cerca de la meta; revisar procesos.	Curso en manejo eficiente de CRM
Feedback de pacientes	Mejorar puntuación en encuestas a 4,5/5	4,3/5	Comentarios positivos; margen a mejorar.	Taller de habilidades interpersonales

Ejemplo evaluación anual de atención al paciente

Nombre: Noelia Dueñas
Fecha: 15 de diciembre de 2025
Puesto: Atención al paciente
Supervisor: Dr. López

ÁREA	OBJETIVO ANUAL	RESULTADO ALCANZADO	OBSERVACIONES	ACCIÓN CORRECTIVA / META AJUSTADA
Conversión de presupuestos	Lograr una tasa del 70 %	75 %	Excelente desempeño	Curso avanzado en técnicas de ventas
Feedback de pacientes	Mejorar confianza de pacientes	Muy positivo, specialmente en pacientes.	Genera confianza ápidamente	Mentoría para asumir tareas adicionales

Beneficios de un sistema de evaluación trimestral y anual

- Permite identificar problemas temprano y corregir el rumbo a tiempo.
- Fomenta el desarrollo continuo del personal, ya que sienten que su trabajo va ser revisado cada cierto tiempo.
- Refuerza la conexión entre los objetivos de la clínica y las metas individuales.
- Motiva al equipo mediante reconocimientos y recompensas basados en logros concretos.

Adoptar este enfoque ayudará a crear una cultura de mejora continua, motivación y éxito compartido en tu clínica.

♀Te propongo que hagas una evaluación de desempeño trimestral y analices las mejoras que has encontrado. Exponlas aquí y siempre podrás consultarlas cuando las hayas olvidado con el tiempo:

Nombre:
Fecha:
Puesto:
Supervisor:

ÁREA	OBJETIVO ANUAL	RESULTADO ALCANZADO	OBSERVACIONES	ACCIÓN CORRECTIVA / META AJUSTADA

Nombre:
Fecha:
Puesto:
Supervisor:

ÁREA	OBJETIVO ANUAL	RESULTADO ALCANZADO	OBSERVACIONES	ACCIÓN CORRECTIVA / META AJUSTADA

Nombre:
Fecha:
Puesto:
Supervisor:

ÁREA	OBJETIVO ANUAL	RESULTADO ALCANZADO	OBSERVACIONES	ACCIÓN CORRECTIVA / META AJUSTADA

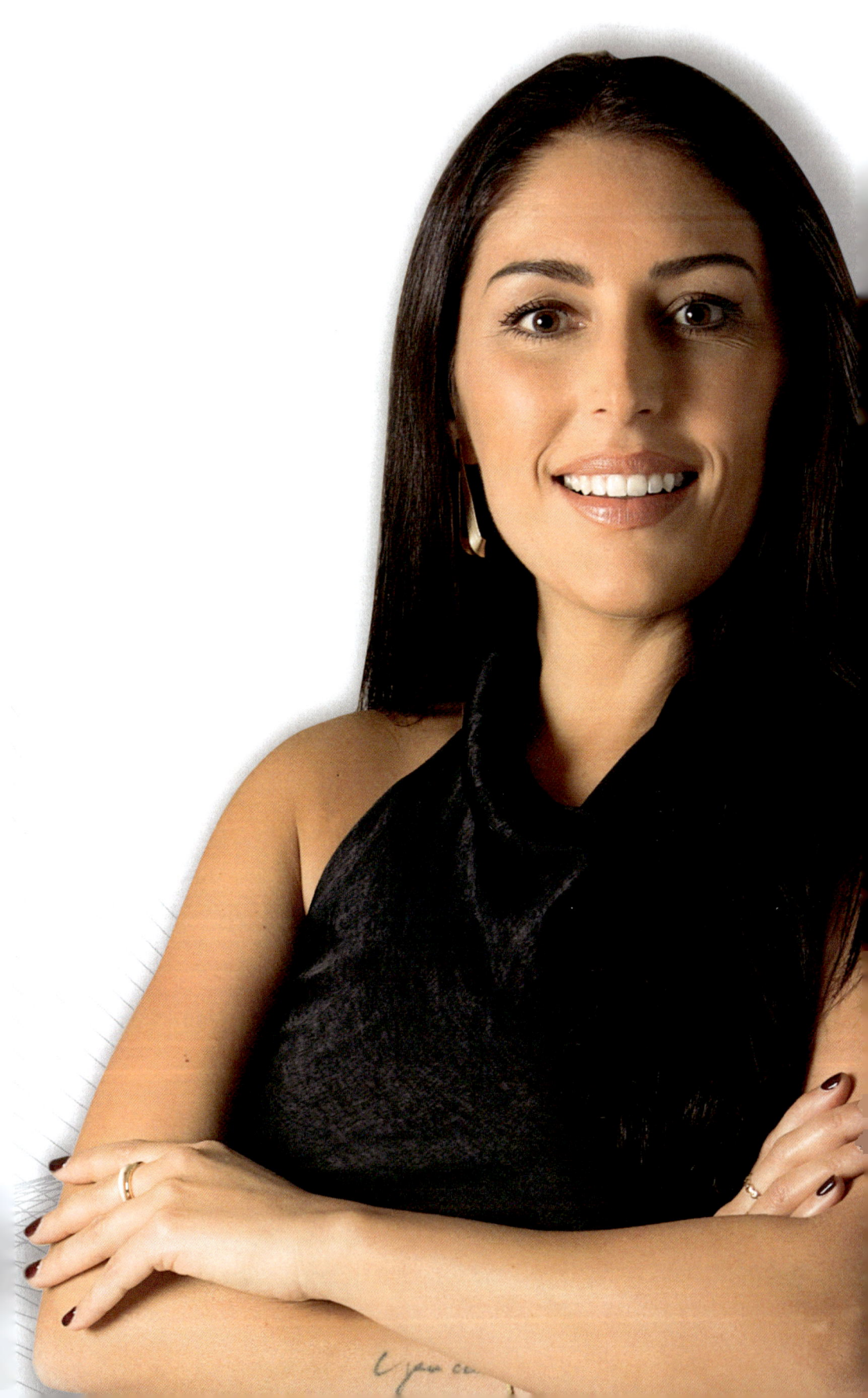

Capítulo 2.

Organización y productividad

> La clave del éxito está en un sistema que funcione sin que tengas que estar en todo momento detrás de él.

En este capítulo nos sumergiremos en las claves para que tu clínica funcione como un engranaje perfectamente sincronizado.

Aprenderás a diseñar una agenda que optimice cada minuto del día, asegurando que el flujo de trabajo sea eficiente y sin interrupciones.

Descubrirás la importancia de contar con protocolos claros que minimicen los errores y ofrezcan a tus pacientes una experiencia profesional y cuidada.

Además, exploraremos cómo delegar de manera efectiva, liberándote de tareas que no requieren tu atención directa, sin perder el control de la clínica.

Por último, hablaremos de cómo medir la productividad de tu equipo, ofreciendo estrategias para potenciar su rendimiento y lograr resultados que impacten directamente en el éxito de tu clínica.

Una clínica bien organizada no solo garantiza un entorno de trabajo eficiente, sino también una experiencia positiva para los pacientes.

La organización es lo que convierte el caos en resultados y el esfuerzo en éxito.

2.1 Agenda y flujo de trabajo

Una clínica bien organizada comienza con una agenda eficiente y un flujo de trabajo claro. Una mala gestión del tiempo puede llevar al estrés del personal, pacientes insatisfechos y una disminución en la productividad. En cambio, cuando el equipo sabe qué hacer y cuándo hacerlo, todo fluye de manera natural.

Puntos clave para optimizar la agenda y el flujo de trabajo:

1. Usa un *software* que esté predeterminado con tiempos específicos para cada tratamiento, bloqueos para emergencias y recordatorios automáticos para los pacientes.

2. Organiza los procedimientos más largos o complejos a primera hora del día y deja los más sencillos para las últimas horas.

3. Evita sobrecargar a los profesionales. Establece un número máximo de citas que la clínica puede atender diariamente sin comprometer la calidad de la atención. Define una norma clara para garantizar que se mantenga este equilibrio.

4. Programa descansos razonables y distribuye tareas administrativas en horarios específicos para no interferir con la atención al paciente. Ejemplo práctico: Si la recepcionista está gestionando llamadas y pacientes en recepción al mismo tiempo, asigna un espacio específico en su horario para tareas administrativas.

5. Deja espacio para imprevistos, como emergencias dentales o retrasos en procedimientos. Esto evita que una consulta inesperada desorganice todo el día. Ejemplo práctico: Reserva un bloque de treinta minutos al mediodía como zona de contingencia para casos inesperados.

6. Reúne al equipo al inicio del día para revisar la agenda, identificar puntos críticos y coordinar esfuerzos. Ejemplo práctico: Una reunión rápida de diez minutos antes de abrir la clínica puede resolver dudas y alinear al equipo con los objetivos del día.

💡 **Checklist** para optimizar la agenda y el flujo de trabajo:

- ¿Se están asignando tiempos adecuados a cada procedimiento? Revísalo, ya que es posible que, con el tiempo, los tiempos asignados no se mantengan fieles a lo planteado inicialmente.

- ¿Existe un equilibrio entre consultas largas y cortas durante el día? Asegúrate de que no haya días con un número excesivo de tratamientos largos, mientras que el resto de la semana no se programen apenas. Distribuye los tratamientos largos a lo largo de la semana para evitar sobrecargar ciertos días.

- ¿Está el equipo al tanto de la agenda y de los posibles cambios? Asegúrate de que todos estén bien informados sobre cualquier modificación y ajuste en la programación.

- ¿Se está utilizando el *software* de gestión de manera eficiente? Revisa si el sistema está siendo aprovechado al máximo para optimizar los tiempos, la programación y el seguimiento de los pacientes.

- ¿Existe un margen para manejar imprevistos sin que afecten al resto de la jornada? Verifica si hay espacio suficiente en la agenda para atender urgencias o cambios inesperados sin comprometer la calidad de atención ni la programación del resto del día.

Una agenda bien gestionada es la base de una clínica eficiente, y, con un flujo de trabajo claro, el equipo trabajará más enfocado, los pacientes se sentirán mejor atendidos y la clínica alcanzará un rendimiento superior.

2.2 Protocolos claros

Son las reglas y pautas que definen cómo se deben realizar las tareas, interactuar los empleados y atender a los pacientes. Estos protocolos aseguran que todos los miembros del equipo estén alineados en sus responsabilidades, mejorando la calidad del servicio, reduciendo errores y aumentando la productividad.

Los protocolos no deben ser estáticos; deben ser revisados y actualizados regularmente para adaptarse a las nuevas necesidades de la clínica, la evolución tecnológica y las mejores prácticas del sector.

Estrategias para implementar protocolos claros

Los protocolos de atención al paciente son esenciales para garantizar una experiencia fluida y profesional en cada fase del proceso de atención. Desde la llegada del paciente hasta su salida, el trato debe ser consistente y de alta calidad.

Ejemplo real

Al llegar a la clínica, la recepcionista debe saludar al paciente con una actitud amable, pedir los datos personales (si es la primera visita o es necesario actualizar los datos) y confirmar la cita. Esto puede ser sistematizado a través de un guion que incluya la forma correcta de saludar, hacer preguntas, confirmar la cita y dirigir al paciente al área correspondiente.

El personal debe seguir un protocolo estandarizado para la comunicación durante el tratamiento. Por ejemplo, el dentista debe explicar cada paso del procedimiento al paciente antes de iniciarlo, asegurándose de que comprenda lo que va a suceder y pueda hacer preguntas si lo desea.

Después de un tratamiento, se debe realizar un seguimiento sistemático. Esto puede incluir una llamada telefónica dentro de las 24-48 horas posteriores para asegurarse de que el paciente no esté experimentando complicaciones y que su recuperación vaya bien.

Protocolo de ejemplo:

- Paso 1: Recepción del paciente, verificación de la cita y documentación.
- Paso 2: Explicación de lo que ocurrirá durante la consulta y tratamiento.
- Paso 3: Comunicación de postratamiento y seguimiento programado.

La comunicación efectiva es crucial para el funcionamiento adecuado de cualquier equipo. Los protocolos de comunicación interna definen cómo los empleados deben comunicarse entre sí y cuándo hacerlo.

Ejemplo real

El personal de recepción debe actualizar la agenda de citas en el *software* de gestión en tiempo real. Si hay cambios, como una cancelación o reprogramación, estos deben comunicarse inmediatamente al equipo a través de una plataforma interna o chat grupal. Por ejemplo, si un paciente no llega a su cita, el recepcionista debe marcar esta incidencia en el CRM, y el dentista o higienista deben recibir la notificación de inmediato.

Se pueden establecer reuniones semanales en las que se revise la agenda, los pacientes que han tenido incidencias o cualquier tema relevante para todos los miembros del equipo. Durante estas reuniones, cada miembro del equipo puede expresar cualquier inconveniente o área que requiera mejora.

Protocolo de ejemplo:

- Paso 1: Actualización de citas en tiempo real.
- Paso 2: Reunión semanal de coordinación entre todos los departamentos (recepción, higienistas, odontólogos).
- Paso 3: Comunicación urgente. Cuando haya un cambio significativo (cita urgente, paciente con alergia a la anestesia, etc.), este debe ser comunicado por todos los medios disponibles (llamada telefónica, CRM, mensaje interno).

Las emergencias médicas o situaciones imprevistas son inevitables, por lo que tener procedimientos bien definidos para manejar estos casos es vital. Estos protocolos garantizan que todos sepan cómo actuar con rapidez y eficiencia.

Ejemplo real

Si un paciente tiene una reacción alérgica a la anestesia, el protocolo debe incluir los pasos a seguir, cómo administrar antihistamínicos, contactar a un médico de emergencia y notificar a los familiares del paciente.

Si un miembro del equipo se corta con un instrumento, el protocolo debería ser claro. El primer paso sería lavar y desinfectar la herida, notificar al responsable de seguridad y bienestar laboral, y buscar atención médica si fuera necesario.

Protocolo de ejemplo:

- Paso 1: Acción inmediata ante la emergencia (detalles de qué hacer en cada tipo de emergencia).
- Paso 2: Notificación interna (contactar al director o responsable).
- Paso 3: Evaluación de la situación y reporte del incidente (documentación del incidente y seguimiento).

Es vital que todos los miembros del equipo estén capacitados en los protocolos desde el primer día. Sin embargo, la formación no debe ser un proceso único, sino continuo. Es necesario realizar entrenamientos periódicos para actualizar protocolos y resolver dudas.

Ejemplo real

Un nuevo miembro del equipo debe recibir una formación inicial detallada sobre los protocolos de la clínica, que incluya desde cómo saludar al paciente hasta cómo utilizar el *software* de gestión y qué hacer en situaciones de emergencia. Durante las primeras semanas, el nuevo empleado debería ser acompañado por otro compañero para asegurar que sigue los protocolos correctamente.

Los protocolos deben ser revisados periódicamente y los equipos deben recibir reciclajes de formación. Por ejemplo, una vez al trimestre se pueden organizar sesiones de formación sobre cambios en el protocolo de atención al paciente o sobre la mejora de la eficiencia en el uso del *software* de gestión.

Protocolo de ejemplo:

- Paso 1: Formación inicial para nuevos empleados.
- Paso 2: Reciclaje trimestral sobre actualizaciones en los protocolos.
- Paso 3: Evaluación continua del cumplimiento de los protocolos por parte del personal.

Ningún protocolo debe ser estático. Con el tiempo, puede haber mejoras, nuevas tecnologías o cambios en la normativa que requieran una revisión de los procedimientos. Los protocolos deben ser evaluados y ajustados regularmente para asegurar que siguen siendo efectivos.

Ejemplo real

Cada seis meses, se realiza una reunión con el equipo para analizar qué protocolos están funcionando bien y cuáles necesitan mejoras. Esto puede incluir la simplificación de procesos, la implementación de nuevas herramientas digitales o el ajuste de tiempos de los tratamientos.

Los empleados deben poder proporcionar retroalimentación sobre cómo los protocolos afectan su flujo de trabajo diario. Esto puede incluir observaciones sobre procesos ineficientes o mejoras tecnológicas que podrían implementarse.

Protocolo de ejemplo:

- Paso 1: Reunión semestral para evaluar la eficacia de los protocolos.
- Paso 2: Recopilación de *feedback* del equipo sobre la eficiencia de los protocolos.
- Paso 3: Ajustes y revisiones de los protocolos según los resultados de la evaluación.

Los protocolos claros no solo definen cómo deben hacer las cosas en la clínica, sino que también garantizan que todos trabajen hacia el mismo objetivo con eficiencia y coherencia.

Aunque al principio pueda parecer un sacrificio dedicar tiempo a esta tarea, es importante hacerlo con previsión. Bloquea las agendas con suficiente antelación para asegurarte de que tienes el tiempo necesario para dedicar unas horas a actualizar y refrescar esta información. De esta manera, ayudarás al equipo a evitar caer en los vicios del día a día y asegurarás un funcionamiento más eficiente y organizado a largo plazo.

> 💡 **Te propongo:** Mañana revisa si tienes los protocolos creados. Si no los tienes, selecciona a una persona de cada departamento y asigna la tarea de crearlos.

Establece un plazo máximo de un mes para tenerlos listos.

Si ya los tienes, revisa si la información está actualizada. En caso de que no lo esté, bloquea tu agenda y la de cada responsable para dedicar tiempo a actualizarla. Una vez actualizada, organiza una reunión en la que puedas presentar los protocolos revisados y discutir cualquier cambio con el equipo.

Si ya tienes los protocolos actualizados, organiza una reunión para revisarlos, recordar los puntos clave y compartir nuevas ideas o mejoras para continuar optimizando los procesos.

Cuando tengas la tarea completada, vuelve aquí y coloca el check. ¡Buen trabajo!

2.3 Delega de manera efectiva

En el camino hacia el crecimiento, delegar es un paso fundamental.

No se trata solo de liberar tiempo, sino de garantizar que tu clínica pueda escalar sin perder calidad ni eficiencia. Delegar es la herramienta clave para salir del día a día operativo y poder concentrarte en lo que realmente importa: el crecimiento estratégico de la clínica.

Si te encargas de todo, llegarás a un punto donde, por mucho que trabajes, no podrás avanzar más.

> Delegar es, por tanto, una necesidad, no una opción.

¿Qué puedes delegar y cómo hacerlo de manera eficiente?

Gestionar las citas es una tarea que consume mucho tiempo. Si dedicas demasiado esfuerzo a gestionar tu propia agenda, perderás oportunidades para concentrarte en la atención al paciente y la estrategia de crecimiento.

Qué delegar:

1. **Recepcionista.** Encárgale la gestión y organización de las citas, asegurándote de que se distribuyan de manera equitativa y eficiente para evitar cuellos de botella. Delegar la agenda te permitirá relajarte y estar más preparado para cada consulta, sin preocuparte por la disponibilidad o las variaciones de horario.

Ejemplo real:

- Recepcionista: Se encarga de gestionar y organizar las citas, confirmar las visitas y enviar recordatorios a los pacientes.
- Tu rol: Revisa la agenda al principio de la semana, pero delega el seguimiento diario y la gestión operativa.

Las tareas administrativas, como la facturación, las compras de suministros o la gestión, son fundamentales, pero no deben consumir todo tu tiempo.

2. Personal responsable o dirección. Delegar estas tareas para que te permita liberar tiempo para concentrarte en la atención al paciente y la gestión del equipo. Confía en tu personal para gestionar las tareas diarias, mientras tú puedes concentrarte en proporcionar una atención excelente y pensar en la expansión o mejora de los servicios.

Ejemplo real:

- Responsable: Realiza la facturación, se encarga de las compras, realiza el seguimiento de los pagos pendientes y gestiona la comunicación con los proveedores.
- Tu rol: Supervisa los informes y revisa que todo esté en orden al final de cada semana.

Mantener el control sobre el inventario y los suministros puede ser una tarea que consume mucho tiempo, pero es una parte fundamental para asegurar que la clínica opere sin problemas.

3. Higienistas. Puedes delegar la gestión de los inventarios y la reposición de materiales a tu equipo de apoyo. Cuando delegas la gestión de los suministros, no solo optimizas tu tiempo, sino que también empoderas a tu equipo a ser responsable de las herramientas que utilizan para atender a los pacientes.

Ejemplo real:

- Higienista: Se encarga de verificar y controlar el inventario, ordenar productos y asegurarse de que todos los materiales estén disponibles para las consultas.
- Tu rol: Realiza un control mensual para asegurarte de que no falten materiales, no sé esté comprando en exceso y que todo esté en orden.

Si bien tu habilidad clínica es esencial, la estrategia de *marketing* es la que atraerá a nuevos pacientes y permitirá que tu clínica crezca. No necesitas ser un experto en *marketing*, pero es clave que delegues este aspecto a alguien capacitado.

4. Equipo de *marketing* o personal externo especializado. Puedes contratar a un especialista en *marketing* o delegar la creación de campañas publicitarias a una persona dentro de tu equipo o fuera de él.

Ejemplo real:

- Especialista de *marketing*: Gestiona las campañas en redes sociales, SEO, anuncios pagados y las relaciones con medios locales.
- Tu rol: Participa en la definición de la estrategia general, pero permite que el especialista ejecute las acciones. Realiza seguimientos mensuales sobre los informes de resultados.

Delegar es mucho más que repartir tareas: es confiar en tu equipo, asegurarte de que están capacitados para tomar decisiones y actuar en nombre de la clínica. Sin delegar adecuadamente, estarás atrapado en lo operativo, perdiendo la oportunidad de innovar, hacer crecer la clínica y enfocarte en lo que realmente importa.

> 💡 **Propuesta:** Haz un análisis de tu jornada diaria y elimina tareas que pueden ser gestionadas por otros. Al delegar, no solo liberas tu tiempo, sino que también empoderas a tu equipo, aumentando la eficiencia y contribuyendo directamente al éxito y crecimiento de tu clínica.

2.4 Productividad del personal

La productividad de tu equipo no solo se mide por la cantidad de pacientes atendidos, sino por cómo cada miembro gestiona su tiempo, las tareas y, por supuesto, la experiencia del paciente.

La productividad de tu clínica no solo depende de trabajar más horas, sino de trabajar de manera más inteligente.

A continuación, te dejo estrategias probadas y ejemplos prácticos que harán que tu equipo sea más eficiente. Y lo mejor de todo es que, cuando tu equipo se siente valorado y competente, ¡tu clínica se transforma en un lugar increíble para trabajar!

Como **odontólogo**, la principal responsabilidad es proporcionar una atención de calidad a los pacientes. Sin embargo, hay áreas donde puede mejorar tu productividad sin comprometer la calidad.

Acciones para mejorar la productividad:

- Dedicar los primeros quince minutos de la jornada para revisar las historias clínicas de los pacientes del día, asegurándose de tener todo listo para el procedimiento. Esto reducirá los tiempos de espera y te permitirá concentrarte mejor durante la consulta.
- Establece un horario claro para consultas generales, procedimientos largos y revisiones. Por ejemplo, haz que las consultas rutinarias sean más rápidas, mientras que los tratamientos complejos se asignen a franjas horarias sin interrupciones.
- Utiliza *software* para tener acceso rápido a los historiales médicos, radiografías y resultados de pruebas, lo que ahorrará tiempo al evitar la búsqueda manual de documentos.
- Revisa y ajusta los tiempos estimados para cada tratamiento. Con la experiencia, podrías reducir el tiempo sin afectar la calidad del procedimiento.

Ejemplo:

- **Antes de la consulta:** Deben revisar las historias de los pacientes para tener todo listo.

- **Durante la consulta:** Mantener un flujo continuo entre consultas cortas y procedimientos largos. Utilizar una higienista para preparar materiales mientras trabajas.
- **Después de consulta:** Anotar rápidamente cualquier detalle importante para futuras consultas.

La **recepcionista** es el primer punto de contacto con los pacientes y su productividad afecta directamente el flujo de trabajo de la clínica.

Acciones para mejorar la productividad:

- Utilizar un sistema de gestión de citas eficiente que permita planificar las consultas de manera equilibrada. Evita la sobrecarga de citas largas en un solo día, distribuyendo los tiempos de manera más homogénea durante la semana.
- Implementar un sistema de confirmación automática por mensaje o correo electrónico. Esto reduce el tiempo que la recepcionista debe invertir en confirmar citas manualmente.

Ejemplo:

- **Durante la mañana:** La recepcionista revisa las citas del día y asegura que todos los pacientes estén correctamente agendados.
- **A lo largo del día:** Confirma automáticamente las citas del siguiente día y resuelve cualquier cambio que surja.
- **Fin del día:** Revisa la agenda para el próximo día, ajusta cualquier diferencia y comunica al equipo si hubiese algún cambio.

Las **higienistas** son esenciales para el flujo de trabajo de la clínica. Su rol es crucial para asegurar que los pacientes estén listos para las consultas y para mantener la eficiencia en la atención.

Acciones para mejorar la productividad:

- Preconsulta: Asegurarse de que preparen a los pacientes para el odontólogo, revisando su historial y asegurando que todos los materiales estén listos.

- Deben mantener una comunicación efectiva con el odontólogo para saber qué procedimientos serán necesarios durante la consulta y preparar todo con antelación.
- Deben establecer un proceso estándar para la limpieza y asegurarse de que cada paciente esté listo para la consulta sin demoras innecesarias.

Ejemplo:

- **Antes de la consulta:** Verificar el estado del paciente y prepárale para la consulta, confirmando los datos necesarios.
- **Durante la consulta:** Mantén el flujo del procedimiento, entregando al odontólogo los instrumentos necesarios y asegurando que todo esté limpio.
- **Después de la consulta:** Deben prepararse para la siguiente cita limpiando y organizando los materiales.

La **atención al paciente** no solo se trata de asistir durante la consulta, sino de mantener una relación fluida y eficiente antes y después del procedimiento.

Acciones para mejorar la productividad:

- Ofrece un servicio eficiente durante la espera del paciente. Puedes hacerle una previa de cómo será su primera consulta en la clínica.
- Hacer seguimientos por teléfono para resolver dudas que le hayan podido quedar en su primera cita y ayudarle a tomar la decisión.
- Asegúrate de que todos los registros, consentimientos y formularios estén completados antes de la consulta para evitar retrasos.

Ejemplo:

- **Antes de la consulta:** Asegurarse de revisar todos los documentos necesarios y confirmar que la información del paciente esté actualizada. Esto permitirá que el paciente se sienta valorado y que el proceso sea más ágil desde el inicio.

- **Durante la consulta:** No solo responde a las preguntas del paciente, sino también mantén una comunicación clara y empática. Haz que se sienta cómodo y bien informado, explicando cada paso del procedimiento y asegurándote de que comprenda todas las opciones disponibles.
- **Después de la consulta:** Realiza un seguimiento personalizado para resolver cualquier duda que haya quedado pendiente. Si el paciente ha decidido realizar un tratamiento en la clínica, guíalo a través de cada fase del proceso, asegurándote de que se sienta apoyado y acompañado en todo momento.

La **dirección** es clave para la productividad general de la clínica. Es el rol que debe asegurar que todos los procesos sean eficientes y que el equipo esté trabajando de manera efectiva.

Acciones para mejorar la productividad:

- Revisar regularmente las agendas, los informes de productividad y los procesos operativos para asegurarte de que no haya cuellos de botella o ineficiencias.
- Organizar formaciones y *workshops* periódicos para todo el equipo, asegurándote de que todos tengan las habilidades necesarias para mejorar su productividad.
- Establecer métricas claras para evaluar el rendimiento de cada miembro del equipo. Esto incluye el tiempo de atención al paciente, la cantidad de citas programadas, la calidad de la atención, entre otros.

Ejemplo:

- **Diariamente:** Revisar los resultados del día anterior, comunicar el progreso con el equipo y ajustar los procesos según sea necesario.
- **Semanalmente:** Realizar una reunión de equipo para evaluar el rendimiento, discutir áreas de mejora y establecer metas.
- **Mensualmente:** Evaluar los informes de productividad y hacer ajustes en la estrategia si es necesario.

La productividad del personal es responsabilidad de todo el equipo. Desde el odontólogo hasta la recepción, cada miembro debe estar comprometido con la eficiencia y el buen funcionamiento de la clínica. Mejorar la productividad no solo reduce tiempos de espera y aumenta la satisfacción de los pacientes, sino que también permite a la clínica crecer y ofrecer una atención de calidad constante.

 Te propongo: Supervisa una jornada de trabajo diaria completa y evalúa si cada puesto de trabajo está siendo cien por cien rentable. Analiza si la organización del equipo y la distribución de tareas podrían optimizarse para aumentar la productividad.

Observa cada proceso, desde la recepción hasta el postratamiento, y asegúrate de que todas las actividades estén alineadas con los objetivos de eficiencia y rentabilidad.

Vuelve aquí cuando hayas realizado esta evaluación y marca con un *check* cuando hayas comprobado que todo está en su lugar. ¡Ánimo!, este paso es clave para el éxito de tu clínica.

La productividad no se trata de trabajar más, sino de trabajar de manera inteligente.

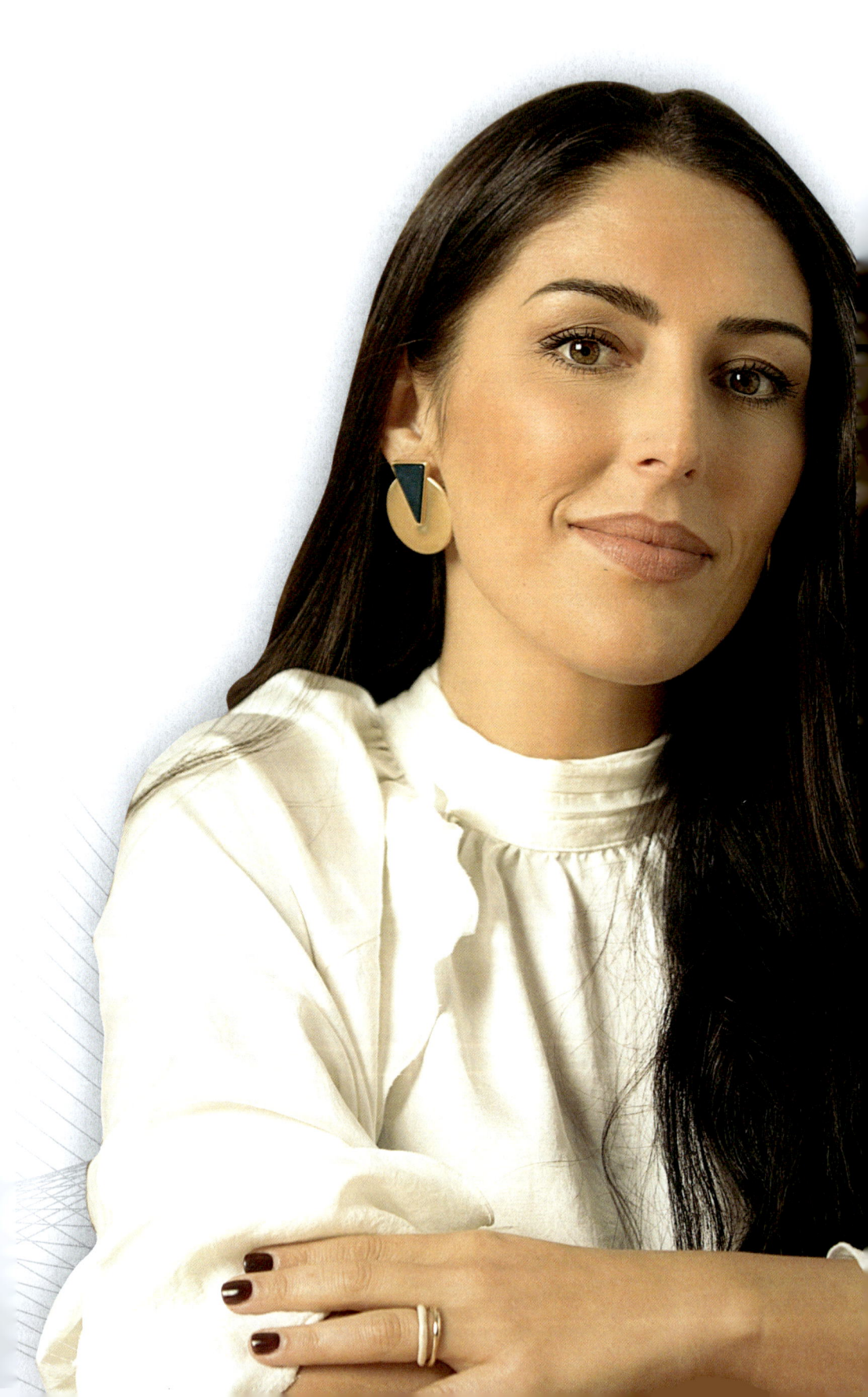

Capítulo 3.

Finanzas y rentabilidad

> "No se trata solo de gestionar números, sino de entender cómo cada decisión financiera impulsa el éxito y la estabilidad de tu clínica.

En este capítulo encontrarás herramientas y estrategias para tener el control total de tus finanzas.

Aprenderás a identificar y reducir gastos innecesarios, calcular el coste real de cada tratamiento, y ajustar precios de forma estratégica para garantizar la rentabilidad.

Exploraremos cómo monitorear la producción semanal para anticiparte a los retos y asegurarte de que cada esfuerzo en la clínica tenga un impacto positivo en los resultados.

Gestionar bien tus finanzas no solo significa estabilidad económica, sino también la oportunidad de reinvertir en tu equipo, tus pacientes y tu crecimiento profesional.

En este capítulo abordaremos los elementos clave para asegurar que tu clínica no solo sea una clínica dental, sino también una entidad financieramente sólida. Si bien la calidad del servicio siempre debe ser la prioridad, gestionar correctamente las finanzas es esencial para asegurar el crecimiento y sostenibilidad de la clínica.

Te voy a exponer cómo optimizar los costes, aumentar la rentabilidad y mejorar la eficiencia operativa.

3.1 Control del gasto

En un negocio de servicios como el odontológico, donde los costes pueden variar entre fijos y variables, gestionar adecuadamente los recursos disponibles es clave para evitar el desperdicio y asegurar que cada euro invertido se utilice de manera eficiente.

Sin un control riguroso de los gastos, es fácil que los costes superen los ingresos, afectando la viabilidad financiera de la clínica.

Además, mantener un control sobre los gastos permite optimizar los recursos, ajustar precios de ma nera competitiva y redirigir el ahorro hacia áreas clave de crecimiento, como la mejora de servicios o la adquisición de nuevas tecnologías.

Estrategia general

Los gastos fijos son aquellos que permanecen constantes, independientemente del flujo de pacientes (como el alquiler, sueldos, seguros); mientras que los costes variables están sujetos a cambios dependiendo de la actividad clínica (por ejemplo, insumos dentales, materiales de oficina o productos desechables).

Mantener un control detallado de ambos tipos de gastos te permitirá detectar con claridad qué gastos puedes ajustar según el volumen de trabajo.

Establecer una rutina de revisión de gastos es esencial para evitar que se escapen pequeñas fugas de dinero.

Realizar un análisis mensual o trimestral de todas las áreas de la clínica (personal, materiales, suministros, etc.) te dará visibilidad de cómo estás gestionando los recursos y te permitirá hacer ajustes a tiempo. Detectar cualquier aumento inesperado en los costes te ayudará a tomar decisiones proactivas.

Definir un presupuesto claro y detallado por área (personal, materiales, *marketing*, tecnología, etc.) es clave para evitar desviaciones.

Este presupuesto debe ser flexible, pero también realista, basándose en los gastos históricos y las proyecciones a futuro. Con un control mensual sobre los gastos asignados, podrás tomar decisiones informadas y evitar sorpresas a final de año, garantizando que los recursos se distribuyan de manera eficiente.

Los proveedores son un socio estratégico en el éxito financiero de la clínica. Establecer relaciones de largo plazo con ellos permite acceder a mejores precios, descuentos por volumen o condiciones de pago más favorables.

Realizar una negociación efectiva, comparando precios y revisando contratos, puede hacer una gran diferencia en la rentabilidad de tu clínica. No tengas miedo de negociar y buscar acuerdos más favorables que favorezcan la economía de la clínica sin sacrificar calidad.

La digitalización es una herramienta poderosa para controlar los gastos de manera más eficiente. Implementar un *software* de gestión de inventarios, agendas y facturación no solo agiliza procesos, sino que reduce la probabilidad de errores humanos, mejora la precisión y ayuda a detectar desviaciones en los costes rápidamente.

La automatización también optimiza el uso de los recursos, evitando el desperdicio de materiales y tiempo, lo que contribuye directamente a una mejor rentabilidad.

Pasos para implementar la estrategia de control del gasto

Paso 1: El primer paso para implementar un control efectivo del gasto es tener claridad sobre en qué estás gastando el dinero. Para esto es fundamental clasificar todos los gastos de tu clínica. Al dividirlos en gastos fijos y variables, puedes ver de manera clara lo que puedes controlar y lo que está fuera de tu alcance a corto plazo.

- **Fijos:** Son aquellos que no dependen del volumen de pacientes y no cambian mes a mes. Ejemplos comunes son el alquiler, sueldos, servicios (electricidad, agua, internet) y licencias de *software*.
- **Variables:** Son los que fluctúan dependiendo de la actividad de la clínica. Aquí entran los materiales odontológicos, suministros de oficina, comisiones de ventas y gastos en *marketing*.

Realiza un inventario de tus gastos mensuales. Haz un registro detallado de cada gasto durante un mes completo.

Paso 2: Una vez que tengas el desglose claro de tus gastos, es momento de revisar cada uno y buscar oportunidades de reducción sin sacrificar la calidad. El análisis detallado es fundamental para evitar gastos innecesarios que no aportan valor real a la operación de la clínica.

Ejemplo práctico: Supongamos que el gasto en materiales odontológicos está siendo más alto de lo esperado y, después de revisar los registros, te das cuenta de que los materiales desechables, como guantes, mascarillas y jeringas, se están utilizando en exceso. Esto podría ser un indicio de que el equipo no está usando los materiales de manera eficiente o que hay una sobrecompra de ciertos insumos.

Para solucionar esto, puedes empezar por revisar las prácticas de los profesionales que usan estos materiales y asegurarte de que están siguiendo los protocolos adecuados de manejo y almacenamiento para evitar desperdicios.

Además, realizar una compra más controlada, ajustando la cantidad de productos adquiridos según el uso real, puede ayudarte a reducir este gasto.

También podrías buscar proveedores con mejores precios o negociar descuentos por compras en mayor volumen, sin comprometer la calidad de los materiales.

Otro punto a evaluar es la frecuencia de compras. Tal vez compras ciertos productos mensualmente, pero no los utilizas completamente en ese periodo. Esto podría indicar que deberías hacer compras más espaciadas o ajustar las cantidades según la demanda real, evitando el desperdicio y almacenando solo lo necesario.

Resultado esperado: Al implementar estos ajustes, lograrás reducir los costes en materiales sin afectar la calidad de los tratamientos que ofreces a tus pacientes y podrás optimizar la gestión de los recursos, mejorando la rentabilidad de tu clínica.

Paso 3: Establecer un presupuesto mensual para cada área de tu clínica es fundamental para garantizar que los gastos se mantengan dentro de lo planeado y alineados con los ingresos proyectados.

Un presupuesto bien gestionado te permite identificar rápidamente áreas donde podrías estar gastando de más y tomar medidas correctivas antes de que se convierta en un problema mayor.

Ejemplo práctico: Supongamos que has asignado un presupuesto mensual de 2.000 € para materiales odontológicos. Este presupuesto se ha basado en un estimado razonable de consumo mensual para tu clínica, considerando el número de pacientes y los procedimientos que realizas con regularidad.

Sin embargo, al final del mes te das cuenta de que el gasto real en materiales fue de 2.500 €. En este caso, hay un sobrecoste de 500 €, lo que significa que debes investigar las razones detrás de este aumento para tomar decisiones informadas y evitar que vuelva a ocurrir.

¿Qué podría estar ocurriendo? Tal vez hubo una mayor cantidad de pacientes con tratamientos que requieren más insumos de lo previsto. Por ejemplo, si se realizaron más refinamientos, coronas, empastes o tratamientos quirúrgicos de los esperados, esto podría haber incrementado el gasto en materiales.

Si este tipo de tratamiento es más frecuente de lo que se había anticipado, puedes ajustar el presupuesto para ese tipo de material específico o negociar con los proveedores para obtener descuentos por compras más grandes, lo que podría reducir el coste a largo plazo.

Si el equipo de la clínica no está utilizando los insumos de manera eficiente, podría haber un derroche de materiales. Tal vez algunos materiales están siendo mal almacenados o no se están utilizando adecuadamente durante los procedimientos.

Entonces, podrías realizar una reunión con el personal para mejorar el manejo de los insumos, asegurándote de que cada miembro del equipo sea consciente de la cantidad exacta de materiales que se deben utilizar en cada tratamiento.

Además, establece un sistema de inventario riguroso para controlar el uso y evitar el desperdicio.

También es posible que los precios de los materiales hayan aumentado sin que te hayas dado cuenta o que estés comprando a proveedores que no ofrecen las mejores tarifas.

Revisa los contratos con tus proveedores y negocia mejores precios, o busca alternativas de proveedores que ofrezcan materiales de calidad a precios más competitivos. Incluso puedes hacer compras en volumen para obtener descuentos por cantidades.

Ejemplo de presupuesto mensual para una clínica odontológica

1. **Gastos fijos** (mensuales): Aquellos que no cambian dependiendo del volumen de pacientes o de las actividades realizadas en la clínica. Estos costos son imprescindibles para el funcionamiento básico de la clínica y deben ser cubiertos cada mes.

CATEGORÍA	PRESUPUESTO ESTIMADO (€)
Alquiler / hipoteca de local	2.500 €
Odontólogos	4.000 €
Staff (recepción, higienistas, atención al paciente y responsable), añadiendo seguridad social.	6.000 €
Personal administrativo	2.000 €
Personal de limpieza y mantenimiento	500 €
Servicios (electricidad, agua, internet, etc.)	400 €
Licencias de *software* (gestión de citas, facturación)	300 €
Seguros	400 €
Total gastos fijos	16.100 €

2. Gastos variables: Dependen directamente de la actividad clínica. Estos gastos fluctúan mes a mes según el volumen de pacientes y los tratamientos realizados.

CATEGORÍA	PRESUPUESTO ESTIMADO (€)
Resinas compuestas, coronas, empastes.	2.000 €
Materiales desechables (guantes, mascarillas, etc.)	2.000 €
Suministros de oficina (papelería, impresiones, etc.)	300 €
Publicidad y *marketing*	4.250 €
Mantenimiento de equipos	150 €
Total gastos fijos	8.700 €

3. A continuación, estimamos los **ingresos mensuales** según el número de pacientes que atendemos y el precio promedio por tratamiento.

TRATAMIENTO	PRECIO PROMEDIO (€)	CANTIDAD ESPERADA DE PACIENTES	INGRESOS ESTIMADOS
Primera consulta	40 €	20	800 €
Empastes y coronas	400 €	15	6.000 €
Tratamientos de ortodoncia	3.500 €	20	70.000 €
Limpiezas y blanqueamientos	355 €	20	7.100 €
Total ingresos estimados			83.9000 €

4. Balance de gastos vs. ingresos. ¿Sabes cuál es el porcentaje que debes invertir en cada gasto?

A continuación, te explico cómo puedes distribuir tus gastos en función de un porcentaje sobre la facturación total de la clínica. Este sistema te ayuda a controlar cada partida y a ajustarla cuando sea necesario para mantener la rentabilidad en niveles adecuados.

- Gastos de personal (40-50 % de la facturación total). El gasto en personal suele ser uno de los más altos en una clínica odontológica, ya que incluye salarios para odontólogos, higienistas, atención al paciente, personal de recepción, administrativo y dirección. Este gasto es necesario, pero debe mantenerse dentro de un rango adecuado para no consumir más de lo que se genera con la actividad.

¿Por qué es importante? El mayor gasto de una clínica es la infraestructura de RR. HH. Mantener los costes de personal en este porcentaje es clave para evitar que los gastos laborales sobrepasen la facturación y afecten la rentabilidad.

Si el gasto de personal es demasiado alto, tendrás que encontrar formas de optimizar los procesos o reducir el número de empleados sin comprometer la calidad del servicio.

- Materiales y suministros (10-15 % de la facturación total). El gasto en materiales y suministros odontológicos incluye productos como resinas, coronas, guantes, mascarillas, anestésicos y otros materiales que se utilizan directamente en los tratamientos. Estos costes pueden variar dependiendo del volumen de pacientes y los tratamientos realizados.

- Gastos generales (2-5 % de la facturación total). Los gastos generales incluyen servicios como electricidad, agua, internet, alquiler del local, suministros de oficina, entre otros. Estos costes son necesarios para que la clínica funcione de manera adecuada, pero deben mantenerse dentro de un rango reducido para no afectar significativamente los márgenes de rentabilidad.

- Amortización (2-5 % de la facturación total). La amortización es el proceso de distribuir el coste de los activos de la clínica, como los equipos odontológicos, muebles y otros bienes de largo plazo. Estos activos se deben amortizar a lo largo del tiempo para que el gasto se reparta de manera justa y no afecte de golpe la rentabilidad.

- *Marketing* y publicidad (3-8 % de la facturación total en una clínica con años de trayectoria; entre el 10-12 % para una clínica de nueva apertura). El *marketing* y la publicidad son fundamentales para atraer pacientes nuevos y mantener la visibilidad de tu clínica. Un gasto en *marketing* bien dirigido es una inversión que genera un gran retorno. Sin embargo, si gastas más del 8 % en esta área, puede ser señal de que no estás maximizando la efectividad de tus campañas o que estás invirtiendo demasiado sin medir bien el impacto.

- Otros gastos (1-3 % de la facturación total). Este apartado incluye cualquier gasto adicional que no encaje en las categorías anteriores, como formación continua del personal, gastos legales, licencias adicionales, etc.

Ejemplo resumen de los porcentajes ideales de gasto:

Categoría	Porcentaje recomendado	Valor estimado para una facturación de 30.000 €
Gastos de personal	40% - 50%	12.000 € - 15.000 €
Materiales y suministros	10% - 15%	3.000 € - 4.500 €
Gastos generales	2% - 5%	600 € - 1.500 €
Amortización	2% - 5%	600 € - 1.500 €
Marketing y publicidad	3% - 8%	900 € - 2.400 €
Otros gastos	1% - 3%	300 € - 900 €
Total	60% - 75%	18.400 € - 25.800 €

5. Herramientas de monitoreo. Para garantizar que el presupuesto se cumpla, es útil usar un *software* de gestión financiera y supervisar:

- Mensualmente los gastos e ingresos para mantener el presupuesto dentro de lo previsto.
- Realiza inventarios regulares para evitar compras excesivas.
- Revisa la efectividad de las campañas publicitarias y ajusta estrategias si es necesario.
- Busca mejores precios y condiciones con los proveedores para reducir los costos de insumos.

> 💡**Reto rápido para optimizar tus gastos:** Dedica una hora esta semana para revisar los gastos de tu clínica. Compara los porcentajes establecidos con los informes de los últimos tres meses. Si encuentras alguna área fuera de estos márgenes, identifícala rápidamente y toma acción para controlar la desviación.

De estas seis áreas de control de gasto que te he expuesto, ¿cuántas en tu clínica están dentro de los límites?

Si todas están dentro de los márgenes establecidos, ¡ENHORABUENA! La gestión de tu clínica es excelente y este punto es fundamental para el crecimiento del negocio.

Si alguna área supera los márgenes, actúa rápidamente. Corrige la desviación en un plazo máximo de un mes para asegurar que tu clínica se mantenga en los márgenes óptimos de rentabilidad y eficiencia.

¡Es hora de hacer ajustes y seguir avanzando!

3.2 Cómo calcular el coste real de cada tratamiento y ajustar precios de manera rentable

Para calcular el coste real de cada tratamiento y ajustar los precios de manera rentable, es crucial entender todos los factores que contribuyen a los costes de un tratamiento odontológico.

Vamos a ver una estrategia detallada, con ejemplos claros, para asegurarte de que cada tratamiento sea rentable y esté correctamente valorado.

El primer paso es calcular con precisión todos los costes asociados a un tratamiento. Para hacerlo de manera efectiva, debes desglosar los costes en dos categorías: costes directos y costes indirectos.

Ejemplo práctico: Tratamiento de empaste dental

Imagina que un paciente acude a tu clínica para un tratamiento de empaste dental. Los gastos asociados a este tratamiento podrían ser los siguientes:

- **Costes directos:**

    → Materiales odontológicos: resina compuesta (10 €), anestesia local (3 €), guantes y otros materiales de protección (2 €).
    → Tiempo del odontólogo: Si el odontólogo cobra 50 €/h, y este tratamiento dura 30 minutos, el coste del tiempo del odontólogo sería de 25 €.
    → Tiempo del higienista: Si el higienista cobra 20 €/h y dedica 15 minutos a asistir durante el tratamiento, el coste del tiempo del higienista sería de 5 €.

- **Costes indirectos:** gastos generales prorrateados. Esto incluye alquiler de la clínica, electricidad, internet, suministros de oficina, etc. Se puede calcular un coste promedio por paciente. Supongamos que esto es 5 € por tratamiento.

Coste total del tratamiento:

- Materiales: 10 € (resina) + 3 € (anestesia) + 2 € (guantes y protección) = 15 €
- Tiempo del odontólogo: 25 €
- Tiempo del higienista: 5 €
- Gastos generales prorrateados: 5 €

Coste total del tratamiento = 15 € + 25 € + 5 € + 5 € = **50 €**

Ahora que tienes el coste real del tratamiento, puedes añadir un margen de beneficio para determinar el precio de venta. Este margen puede variar, pero generalmente se busca un margen de beneficio neto entre el 30 % y el 50 %, dependiendo de la complejidad del tratamiento y la ciudad en la que te encuentres.

Ejemplo práctico

Si decides añadir un margen de beneficio del 40 %:

- Precio de venta = coste total del tratamiento + (coste total x margen de beneficio)
- Precio de venta = 50 € + (50 € × 0,40) = 70 €

Esto significa que deberías cobrar 70 € por el tratamiento de empaste para cubrir los costes y generar un margen de beneficio del 40 %.

Aunque el precio calculado de 70 € cubre tus costes y genera un margen de beneficio, también es esencial tener en cuenta los precios del mercado local y de la competencia. Si en tu área otros odontólogos cobran un precio promedio de 60 €, puede que necesites ajustar el precio para no perder pacientes.

Sin embargo, si el valor de tu servicio es superior (por ejemplo, mayor calidad, mejor experiencia, tecnología avanzada), puedes justificar un precio superior.

Ejemplo práctico

Si decides ajustar el precio a 60 € para ser competitivo, tu margen de beneficio sería:

- Margen de beneficio = (precio de venta - coste total)/coste total × 100
- Margen de beneficio = (60 € - 50 €)/50 € × 100 = 20 %

En este caso, el margen de beneficio sería un 20 %. Si el precio de 60 € te parece adecuado y cubre los costes, puedes optar por este precio.

El precio no debe basarse únicamente en los costes y márgenes, sino también en el valor percibido por el paciente. Si ofreces una experiencia superior, con tecnología avanzada o un ambiente más cómodo, los pacientes pueden estar dispuestos a pagar más.

Es importante comunicar este valor agregado en tu estrategia de precios.

Ejemplo práctico

Si tu clínica tiene tecnología avanzada, como radiografías digitales, sistemas de esterilización de última generación, y un equipo altamente cualificado, puedes justificar un precio superior.

Si decides ofrecer el tratamiento por 75 €, y el coste total sigue siendo de 50 €, tu margen de beneficio será:

- Margen de beneficio = (75 € - 50 €)/50 € × 100 = 50 %

Este margen de beneficio es más alto, lo que significa que tu clínica está ganando más por cada tratamiento. Asegúrate de que los pacientes perciban este valor adicional y se sientan cómodos pagando este precio.

Una vez que hayas calculado los costes y ajustado los precios de tus tratamientos, es útil crear un presupuesto que cubra las principales categorías de costes de tu clínica. Esto te ayudará a realizar un seguimiento de la rentabilidad de cada tratamiento y a ajustar los precios según sea necesario.

Presupuesto mensual estimado para un tratamiento promedio de empaste

- Coste de materiales: 15 € por paciente.
- Coste de tiempo del odontólogo: 25 € por paciente.
- Coste de tiempo del higienista: 5 € por paciente.
- Costes generales (prorrateados): 5 € por paciente.

- Precio promedio por tratamiento: 70 €.

Beneficio por tratamiento: 70 € - 50 € = 20 € de beneficio neto por cada tratamiento de empaste realizado.

Si en un mes realizas 100 tratamientos de empaste, tu beneficio sería:

- Beneficio total = 20 € × 100 = 2.000 €

NOTA IMPORTANTE: No te dejes guiar únicamente por los precios de la competencia.

Aunque es útil conocer lo que otros profesionales están cobrando, cada clínica tiene su propio modelo de gestión, acuerdos con proveedores y costos operativos. Compararte con la competencia sin considerar estos factores podría llevarte a fijar precios que no cubren tus propios costes, lo que afectaría la rentabilidad de tu clínica.

Es esencial que tengas un control total sobre los costes internos y ajustes los precios en función de tus propios márgenes y el valor que ofreces, sin basarte exclusivamente en lo que hace la competencia.

💡 **Te propongo** que elijas uno de tus tratamientos, quizás el más recomendado en tu clínica, y lo desgloses aquí para revisar qué porcentajes de rentabilidad les estás sacando a los tratamientos:

Precio de venta: _____

Materiales: _____

Tiempo del odontólogo: _____

Tiempo del higienista: _____

Gastos generales prorrateados: _____

Coste total del tratamiento = _____

Margen de beneficio = (precio de venta - coste total)/coste total × 100

Margen: _____

3.3 Rentabilidad

La rentabilidad de tu clínica es el punto clave para asegurarte de que el negocio sea sostenible a largo plazo. Para conseguirla es necesario saber cuánto cuesta cada tratamiento, cuántos ingresos genera y si esos ingresos cubren todos los gastos que tienes. Pero sobre todo necesitas que el negocio esté generando beneficios (es decir, lo que queda después de pagar todos los gastos).

¿Cómo medir la rentabilidad?

Para saber si tu clínica es rentable, tienes que calcular dos cosas:

1. El beneficio bruto: Este es el dinero que te queda después de cubrir los gastos directos que están relacionados con cada tratamiento, como los materiales (por ejemplo, los alineadores, coronas, guantes, etc.) y el sueldo del personal clínico y administrativo.

Ejemplo práctico:

Imagina que cobras 70 € por un tratamiento de empaste. Si el coste de los materiales y el tiempo del odontólogo es de 50 €, el beneficio bruto sería:

70 € (precio del tratamiento) - 50 € (costes directos) = 20 €

Eso significa que, por cada empaste que haces, te quedan 20 € después de pagar los materiales y el trabajo del odontólogo.

2. El beneficio neto: Este es el dinero que te queda después de pagar todos los gastos de la clínica, no solo los gastos del tratamiento (como materiales y sueldos), sino también otros gastos como alquiler, *marketing*, suministros de oficina, electricidad, etc.

Ejemplo práctico:

Siguiendo con el ejemplo anterior, imagina que cada mes tienes unos gastos fijos de 3.000 € (alquiler, salarios del personal administrativo, suministros, etc.).

Si en ese mes has realizado 100 empastes, habrías ingresado 7.000 € (100 tratamientos a 70 € cada uno). Pero, si tus gastos fijos son 3.000 €, entonces:

- Beneficio neto = {ingresos totales} - {gastos fijos} = 7.000 € - 3.000 € = 4.000 €

Esto significa que tu clínica está generando 4.000 € de beneficio después de cubrir todos los gastos.

Ahora que entiendes cómo calcular tu rentabilidad, es hora de pensar en cómo mejorarla. Aquí te dejo algunas acciones sencillas que puedes implementar para asegurarte de que tu clínica sea más rentable.

Muchas veces, el coste de los materiales es alto, lo que reduce tu rentabilidad. Haz una revisión periódica de los proveedores y busca siempre la mejor relación calidad-precio.

Ejemplo práctico

Si compras material odontológico a precios altos, intenta negociar con los proveedores o comprar en cantidades más grandes para obtener descuentos. Por ejemplo, si compras 1.000 unidades de un material y eso te da un 10 % de descuento, podrías ahorrar una buena cantidad de dinero, que aumentaría tu rentabilidad.

Si los costes de los tratamientos han aumentado (por ejemplo, por el precio de los materiales o el aumento de los sueldos), es importante que los precios de los tratamientos también aumenten. Sin embargo, esto debe hacerse de forma equilibrada para no perder pacientes.

Ejemplo práctico

Si el coste de un tratamiento de empaste ha aumentado de 70 € a 90 € y tu precio sigue siendo el mismo, tu rentabilidad disminuirá. Si decides subir el precio del tratamiento a 120 €, asegúrate de que el aumento no sea percibido como exagerado por los pacientes.

Puedes comunicarlo de manera clara, explicando que el ajuste es para seguir ofreciendo el mejor servicio posible.

Si reduces el tiempo entre pacientes o mejoras la forma en que gestionas las citas y los tratamientos, puedes aumentar el número de pacientes atendidos sin necesidad de aumentar los costes.

Ejemplo práctico

Si logras optimizar la agenda y, en lugar de atender a veinte pacientes al día, puedes atender a veinticinco sin aumentar los costos fijos, esto incrementará directamente tus ingresos y, por lo tanto, tu rentabilidad.

Analiza cada tipo de tratamiento y cuánto te cuesta y cuánto te genera. Si hay tratamientos que no son rentables o cuyo margen es bajo, es posible que debas reajustar los precios o dejarlos fuera de la oferta.

Ejemplo práctico

Si un tratamiento de blanqueamiento dental tiene un margen de beneficio bajo debido a los altos costes de los productos, pero es muy demandado, puedes mantenerlo, pero asegurándote de que el precio cubra adecuadamente los costes y negocia con otros proveedores. Si un tratamiento no es tan popular o rentable, considera aumentar el precio o reducir la oferta.

El objetivo de la rentabilidad es asegurarte de que tu clínica no solo cubra los gastos, sino que también genere ganancias suficientes para reinvertir en mejoras, crecimiento y en tu equipo.

Si gestionas correctamente tus costes y ajustas los precios de forma estratégica, puedes asegurar la rentabilidad de tu clínica sin perder competitividad.

Resumen del EBITDA (beneficio antes de intereses, impuestos, depreciación y amortización)

El EBITDA es una medida clave de rentabilidad utilizada para evaluar la eficiencia operativa de una empresa excluyendo factores que no están directamente relacionados con su actividad principal, como los impuestos y los intereses financieros.

Es un indicador que te ayuda a ver cómo está funcionando la clínica en términos de producción y control de costes, sin tener en cuenta aspectos como la estructura de deuda o la inversión en activos a largo plazo.

Para una clínica odontológica, el EBITDA es esencial porque muestra si la operación diaria del negocio genera suficientes ingresos para cubrir los costes operativos y aún obtener ganancias. Es importante calcularlo al final del año para obtener una visión clara de la salud financiera de la clínica.

Esquema para desarrollarlo:
EBITDA = ingresos operativos - costes operativos
No incluye:

- intereses
- impuestos
- depreciación
- amortización

Cálculo del EBITDA

- **Ingresos:** El total de facturación anual de la clínica (consultas, tratamientos, servicios adicionales).
- **Costes operativos:** Gastos directamente relacionados con la atención odontológica y el funcionamiento diario.
- **Gastos fijos** (alquiler, salarios del personal, suministros generales).
- **Gastos variables** (materiales odontológicos, productos de tratamiento, gastos por paciente).
- **Gastos administrativos** (gestión, servicios contables, *marketing*).

Fórmula:

EBITDA = {ingresos totales} - {costes operativos}

Ejemplo práctico:
Si la clínica generó 500.000 € en ingresos y tuvo unos costes operativos de 350.000 €, el EBITDA sería:

EBITDA = 500.000 € - 350.000 € = 150.000 €

Interpretación del EBITDA

- **Positivo:** Si el EBITDA es positivo, la clínica está siendo rentable desde una perspectiva operativa. Esto significa que el negocio genera suficiente dinero para cubrir sus costes operativos.
- **Negativo:** Un EBITDA negativo indica que la clínica está perdiendo dinero en sus operaciones diarias, lo que podría ser señal de una mala gestión de los costes o de que los precios no están alineados con los gastos.

Acciones a tomar según el resultado del EBITDA

- **EBITDA positivo:**
  - o Reforzar las áreas que están funcionando bien.
  - o Considerar inversiones en crecimiento o nuevas tecnologías.
  - o Analizar si los márgenes de beneficio se pueden ampliar.

- **EBITDA negativo:**
  - o Revisar los costes operativos, negociar con proveedores y buscar áreas de ahorro.
  - o Evaluar la estructura de precios y realizar ajustes si es necesario.
  - o Revisar la eficiencia del personal y la utilización de los recursos.

Ahora que conoces la importancia del EBITDA y cómo calcularlo, es el momento de preguntarte:

💡 **¿Cuánto beneficio operativo genera tu clínica cada año?** Haz tu esquema aquí:

Si tu EBITDA es positivo, ¡enhorabuena! Eso significa que estás en el camino correcto.

Si no es así, es el momento de analizar tu gestión de costes y precios para mejorar tu rentabilidad.

3.4 Producción semanal, ¿qué debes monitorear?

Monitorear la producción semanal de tu clínica es crucial para asegurarte de que estás maximizando tanto la eficiencia como la rentabilidad. Cuando los indicadores clave de desempeño (los KPI) están alineados, puedes identificar áreas de mejora de manera temprana y tomar decisiones informadas.

Este proceso no es complicado si se hace de manera organizada. Debemos monitorear:

1. número de pacientes atendidos;
2. facturación semanal;
3. tratamientos más rentable;
4. satisfacción del paciente.

1. Número de pacientes atendidos

¿Por qué monitorearlo? El número de pacientes atendidos es uno de los principales indicadores de la actividad en tu clínica. Si el número de pacientes está por debajo de lo esperado, puede significar que la demanda es baja, que hay fallos en la programación o incluso que los pacientes están cancelando sus citas.

Tener control sobre este número te permitirá ajustar tus esfuerzos de *marketing* y programación de manera oportuna.

Acción para puesta en marcha: Establece un objetivo de pacientes semanal. Por ejemplo, si tu capacidad es de cincuenta pacientes a la semana, ese será tu objetivo inicial.

Registra todos los pacientes atendidos en una hoja de cálculo o en tu *software* de gestión. Al final de cada jornada, revisa cuántos pacientes fueron atendidos y si ese número está alineado con tus objetivos.

Acción adicional: Si observas una diferencia significativa entre los pacientes programados y los atendidos, puedes investigar las causas (cancelaciones, ausencias) y actuar.

Podrías, por ejemplo, contactar a pacientes para reprogramar sus citas o ajustar la cantidad de pacientes programados para evitar la sobrecarga.

2. Facturación semanal

¿Por qué monitorearla? La facturación semanal te permite medir si el rendimiento de la clínica está alineado con las expectativas financieras. Controlando la facturación, puedes asegurarte de que no hay discrepancias entre los servicios prestados y los cobros realizados, y ver si se están alcanzando los ingresos objetivo.

Acción para puesta en marcha: Si tu meta es generar, por ejemplo, 5.000 € semanales, asegúrate de tener citados los tratamientos necesarios para que se facture correctamente ese importante y que el total esté alineado con esta meta.

Cada día, registra la facturación. Si algún paciente no paga en el momento, asegúrate de registrar su deuda.

Acción adicional: Si tu facturación es menor que la proyectada, revisa si los tratamientos más rentables no están siendo solicitados o si la facturación no se ha hecho correctamente. Considera ajustar las tarifas o aplicar estrategias de ventas para aumentar la conversión de pacientes.

3. Tratamientos más rentables

¿Por qué monitorearlos? Al conocer qué tratamientos generan más ingresos, puedes enfocar tus esfuerzos en promover esos servicios o mejorar la eficiencia en su ejecución. Esto también te ayudará a decidir si debes promocionar más tratamientos menos solicitados, pero rentables.

Acción para puesta en marcha: Monitorea semanalmente los tratamientos más demandados. ¿Qué tipo de tratamientos se están realizando más? ¿Cuáles son los que generan mayor ingreso por paciente?

Si un tratamiento específico tiene una alta demanda, asegúrate de promoverlo adecuadamente. Si un tratamiento de alto valor no está siendo solicitado, revisa si el precio es accesible o si necesitas estrategias de *marketing*.

¿Cómo monitorearlo? Mantén un registro de todos los tratamientos realizados en la semana y categorízalos por tipo. Al final de cada semana, evalúa qué tratamientos están siendo más rentables y cuáles necesitan más promoción.

4. Satisfacción del paciente

¿Por qué monitorearla? La satisfacción del paciente es clave para fidelizar y generar recomendaciones y reseñas positivas, lo que a su vez impacta positivamente en la rentabilidad a largo plazo. Si los pacientes están contentos, no solo vuelven, sino que también refieren a otras personas.

Acción para puesta en marcha: Implementa encuestas de satisfacción breves después de cada tratamiento. Pregunta sobre la calidad del servicio, el trato del personal, la limpieza y el confort.

Revisa semanalmente los resultados de las encuestas. Si hay aspectos que se repiten (como tiempos de espera largos o problemas con el trato), tómalo como una oportunidad para mejorar.

Implementa objetivos de reseñas positivas semanales.

Acción adicional: Si la satisfacción está por debajo del 80 %, organiza reuniones con tu equipo para analizar cómo mejorar la atención, reducir tiempos de espera y optimizar la experiencia del paciente.

> 💡 **Reto rápido:** Cuando leas esto, no sé si será viernes, pero, si no lo es, guárdalo y vuelve a él al final de la semana. Tómate un momento para analizar tu producción semanal y medir realmente cómo ha ido tu clínica.

1. **Pacientes atendidos:**
    - ¿Cuántos pacientes han pasado por la clínica esta semana?
    - ¿Cómo se compara con tu capacidad real?

2. **Facturación semanal:**
    - ¿Cuál ha sido la facturación semanal?

- ¿Has alcanzado la meta de ingresos establecida?

3. **Tratamientos más rentables:**
   - ¿Cuáles han sido los procedimientos que han generado mayor beneficio?
   - ¿Cómo puedes potenciarlos aún más?

4. **Satisfacción del paciente:**
   - ¿Cuántas encuestas de satisfacción se han realizado esta semana?
   - ¿Qué dicen los resultados?
   - ¿Hay algo que mejorar?

Los números no mienten, pero solo tienen
valor si los usas para tomar
decisiones estratégicas.

¿Qué cambios implementarás la próxima semana para mejorar estos resultados?

Capítulo 4.

Ventas

> "Vender no es solo ofrecer un tratamiento; es ofrecer una solución que marque la diferencia en la vida de tus pacientes."

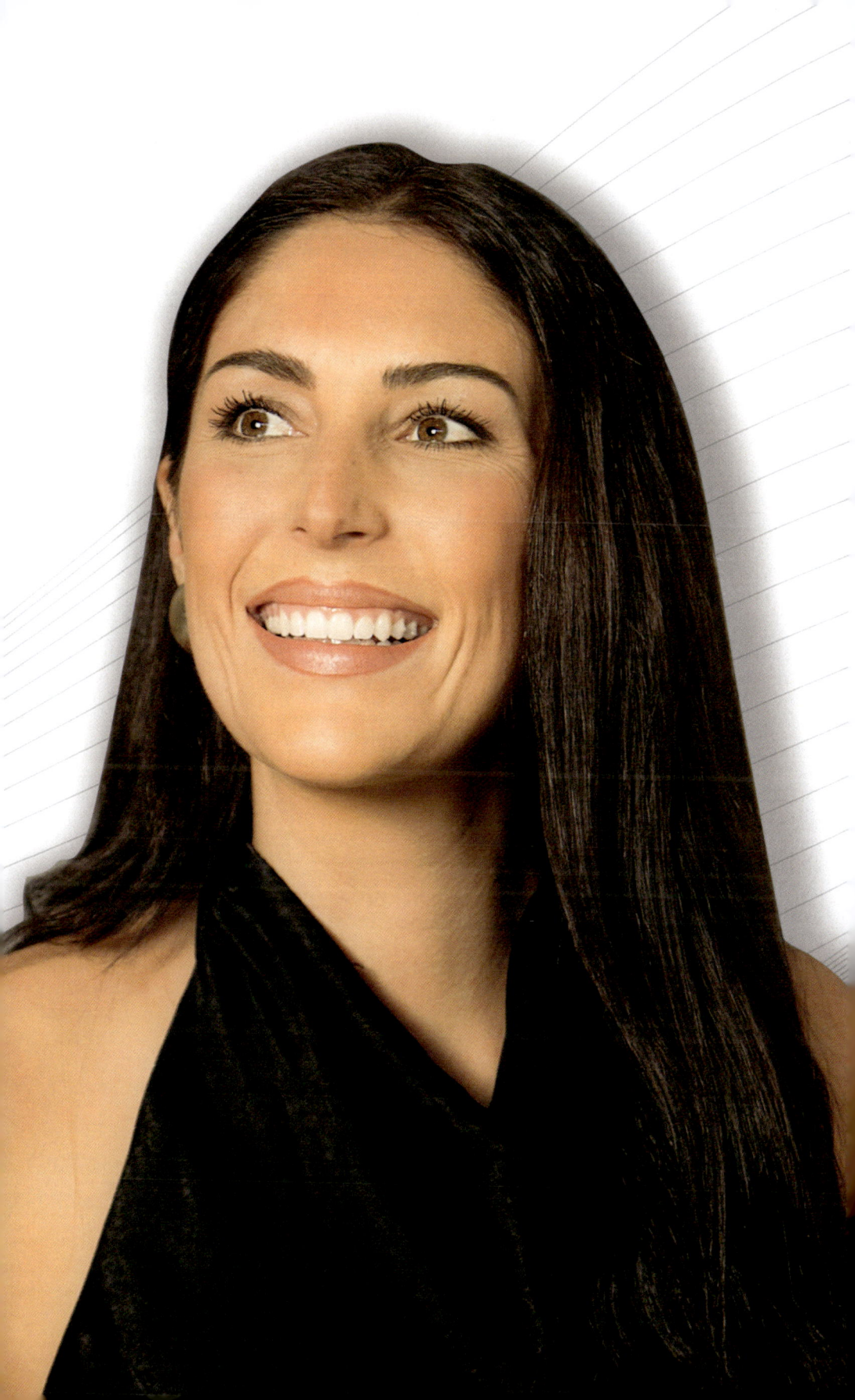

En este capítulo descubrirás cómo llevar las ventas en tu clínica al siguiente nivel.

Hablaremos de cómo establecer objetivos claros e incentivos personalizados que mantengan motivado a tu equipo. Te explicaré cómo planificar estratégicamente las tareas diarias y mensuales para maximizar resultados y asegurar que ningún paciente quede sin seguimiento.

Aprenderás la importancia de realizar llamadas de calidad y diseñar estrategias de fidelización efectivas para que cada paciente no solo regrese, sino que recomiende tu clínica.

También abordaremos cómo presentar presupuestos de forma persuasiva, ofrecer métodos de pago adaptados y manejar objeciones con confianza, convirtiendo dudas en oportunidades de cierre. Este capítulo es la guía definitiva para transformar las ventas en una experiencia profesional y auténtica que deje huella en tus pacientes.

Tú no vendes tratamientos,
sino la idea que tu paciente se hace de cómo
se sentirá al realizarse el tratamiento.

En la vida uno no obtiene lo que se merece:
obtiene lo que NEGOCIA; y en las negociaciones
la habilidad número uno son las VENTAS.

Vender NO es malo, es NECESARIO.

4.1 Objetivos e incentivos personalES de clínica

Piénsalo por un momento: ¿qué pasaría si cada miembro de tu equipo sintiera que su esfuerzo marca la diferencia no solo en los resultados de la clínica, sino en su crecimiento personal y profesional?

Para mí la respuesta es clara. **Un buen sistema de incentivos no es un gasto: es una inversión que asegura el compromiso de tu equipo y potencia los resultados de tu clínica.**

¿Por qué deberías implementar un sistema de incentivos?

Porque la motivación impulsa la productividad. Cuando tus empleados saben que sus esfuerzos son reconocidos y recompensados, no solo se sienten valorados, sino que trabajan con más energía, enfoque y compromiso. Esto no solo impacta directamente en el rendimiento individual, sino también en la calidad del servicio al paciente y los ingresos de la clínica.

¿Qué diferencia hay entre un equipo que trabaja solo por cumplir horarios y uno que trabaja con un propósito? **La diferencia está en los resultados.**

Un equipo desmotivado solo cumple con lo básico: **llegan, hacen lo justo y se van.**

Un equipo incentivado, en cambio, busca superar expectativas porque sienten que cada esfuerzo los beneficia directamente. El resultado es evidente:

más ingresos,
mejor experiencia del paciente,
fidelización a largo plazo.

¿Cómo saber si tu equipo está realmente motivado?

Hazte esta pregunta: ¿cuántas veces mi equipo ha propuesto ideas para mejorar los procesos o resultados?

Si la respuesta es «pocas» o «ninguna», es una señal clara de que no sienten un verdadero compromiso con los objetivos de la clínica.

¿Qué pasa si no implementas incentivos?

Imagina esto.

Tienes a María, una excelente odontóloga que lleva tiempo trabajando contigo. Se esfuerza al máximo, pero al final del mes su salario es el mismo que el de otro colega que hace lo mínimo para cumplir. ¿Qué crees que pasará?

María se desmotivará y bajará su rendimiento. O, peor aún, buscará otro lugar donde valoren más su esfuerzo.

La pregunta clave es «¿prefieres invertir en retener a tus talentos o gastar constantemente en formar nuevo personal?».

Recuerda: Los incentivos se cobran individualmente, pero se trabajan en equipo. Crea un ambiente competitivo, pero saludable.

Ejemplos de incentivos para tus equipos

Recepción

El puesto de recepción es fundamental para mantener la clínica funcionando de manera eficiente. La forma en que se gestionan las agendas afecta directamente la productividad, la satisfacción del paciente y los ingresos. Por ello debemos medir ciertos indicadores clave:

1.   **Tasa de ocupación de la agenda:** Porcentaje de espacios ocupados en la agenda frente al total de espacios disponibles.

- Fórmula: Tasa de Ocupación (%) = (Citas Programadas / Espacios Disponibles) × 100
- Objetivo: Mantener un 90 %-95 %.

Ejemplo práctico: Si hay 200 espacios disponibles en la agenda semanal y 180 están ocupados:

Tasa de Ocupación (%) = (180 / 200) × 100 = 90%

Acción correctiva: Si la ocupación es menor al 90 %, analiza días y horarios con menos demanda para crear promociones o campañas de fidelización.

2.   **Tasa de asistencia:** Porcentaje de pacientes que asisten a sus citas frente a las programadas.

- Fórmula: Tasa de Asistencia (%) = (Citas Asistidas / Citas Programadas) × 100

- Objetivo: Mantener por encima del 95 %.

Ejemplo práctico: Si se programaron 150 citas en una semana y 140 pacientes asistieron:

Tasa de Asistencia (%) = (140 / 150) × 100 = 93,33%

Acción correctiva: Implementar recordatorios por WhatsApp, correo o llamadas un día antes para reducir inasistencias.

3.   **Tasa de cancelación:** Porcentaje de citas canceladas frente al total de citas programadas.

- Fórmula: Tasa de Cancelación (%) = (Citas Canceladas / Citas Programadas) × 100

- Objetivo: Mantenerla por debajo del 10 %.

Ejemplo práctico: Si se programaron 100 citas y 12 fueron canceladas:

Tasa de Cancelación (%) = (12 / 100) × 100 = 12%

Acción correctiva: Identifica patrones en las cancelaciones (horarios específicos, tratamientos más comunes) y ofrece alternativas inmediatas.

4. Tasa de productividad: Proporción de citas programadas por la recepcionista frente al total de llamadas o consultas recibidas.

- Fórmula: Tasa de Productividad (%) = (Citas Programadas / Consultas Recibidas) × 100

- Objetivo: Convertir al menos el 70 % de las consultas en citas confirmadas.

Ejemplo práctico: Si la recepcionista atendió 50 llamadas y programó 35 citas:

Tasa de Productividad (%) = (35 / 50) × 100 = 70%

Acción correctiva: Capacitación en técnicas de venta y persuasión para mejorar la conversión.

5. Reseñas positivas: Porcentaje de pacientes que dejan una reseña positiva tras recibir atención, respecto al total de pacientes atendidos.

- Fórmula: Tasa de Reseñas Positivas (%) = (Reseñas Positivas / Pacientes Atendidos) × 100

- Objetivo: Obtener un mínimo del 20 % de pacientes dejando una reseña positiva, con una puntuación media superior a 4,5 estrellas.

Ejemplo práctico: Si en un mes atendiste a 100 pacientes y obtuviste 25 reseñas, de las cuales 23 son positivas:

Tasa de Reseñas Positivas (%) = (23 / 100) × 100 = 23%

Acción correctiva si el porcentaje es bajo: Al finalizar cada cita, la recepcionista puede pedir una reseña enviando un enlace directo a Google o la plataforma de reseñas de la clínica.

Ejemplo: «Nos encantaría saber cómo fue tu experiencia. ¿Te tomarías un minuto para dejar una reseña?».

Ofrece un detalle simbólico, como un kit de higiene dental o un descuento en su próxima consulta, a los pacientes que dejen una reseña positiva.

Premia a la recepcionista con un bonus económico de 200 € mensuales.

Un total anual de 2.400 € si la recepcionista alcanza el 100 % del incentivo, eso significa que la gestión de las agendas es impecable, lo que se traduce en una productividad óptima, una atención al paciente excepcional y un uso eficiente del tiempo.

No es un gasto, es una inversión estratégica en la excelencia operativa de tu clínica.

INDICADORES RECEPCIÓN	PORCENTAJE	INCENTIVO
Tasa de ocupación de la agenda	>95%	50 €
Tasa de asistencia	>95%	50 €
Tasa de cancelación	<10%	50 €
Tasa de productividad	>70%	50 €
Reseñas positivas	10	**Necesario para conseguir el incentivo**

* Puedes decir que, para cobrar el bonus, deben haberse cumplido todos los porcentajes o puedes optar por pagar el porcentaje individualmente.

¿Es este incentivo alto para tu clínica? ¡No te preocupes! Hay alternativas económicas pero igualmente efectivas:

Otra opción sería medir los cuatro indicadores en cuatro porcentajes, cada indicador que consiga suma 25 % y las reseñas podrías optar por pagar entre 1 € y 4 € por reseña positiva.

Esto es una cantidad simbólica, pero convertirse en el número uno en reseñas es crucial para tu clínica. En un mundo donde los pacientes verifican las calificaciones antes de tomar cualquier decisión, una excelente puntuación es tu mejor carta de presentación.

Recuerda: Cada reseña positiva refuerza la confianza en tu servicio y atrae a más pacientes.

Bonus económico por el total de indicadores:

1. 50 € mensuales + tarjeta regalo Inditex: perfecto para motivar a quienes valoran detalles tangibles.
2. 100 € mensuales + total por reseñas obtenidas: ideal si deseas fomentar la competitividad sana, premiando esfuerzo y resultados.
3. 100 € mensuales + día libre: una opción que combina beneficios económicos y emocionales (muy valorado por el personal).

Si lo que quieres es destacar en RR. SS., entonces puedes poner un incentivo de seguidores. Ejemplo: 50 € por conseguir que 40 pacientes nos sigan en redes sociales.

¿Cómo medir de forma práctica? Si tienes un CRM, estupendo; si no lo tienes, añade estás fórmulas en un nuevo éxcel y solo tendrás que modificar los datos mensualmente, y automáticamente te aparecerá el resultado.

Reúnete cada semana para analizar los indicadores. Comparte los resultados con el equipo y celebra logros o motiva al equipo si va desviado con los objetivos del mes. Es mejor revisar cinco minutos a la semana que no poder revertir la situación a final de mes.

Para mí en un plan de incentivos hay dos cosas que soy muy importantes:

1. **Que los objetivos sean reales y alcanzables.**
2. **Que se motive y ayude al equipo a conseguirlos.**

Higienista

El puesto de higienista es clave para la experiencia del paciente y la rentabilidad de la clínica. No solo se encargan de la higiene oral, sino que también son fundamentales en la detección temprana de necesidades de tratamiento, la educación al paciente y el impulso de productos adicionales. Un buen plan de incentivos para este puesto debe enfocarse en la calidad del servicio y los resultados medibles.

Indicadores a medir

1. **Número de pacientes atendidos:** Mide la cantidad de pacientes diarios o mensuales que reciben tratamiento de higiene.
2. **Tasa de recomendación de tratamientos:** Porcentaje de diagnósticos o tratamientos adicionales detectados y aceptados por los pacientes. Por ejemplo, blanqueamientos o revisiones anuales.
3. **Venta de productos adicionales:** enjuagues bucales, cepillos especializados, etc.
4. **Satisfacción del paciente:** reseñas positivas.
5. **Cumplimiento de protocolos:** Asegurarse de que todas las prácticas cumplan con los estándares de calidad y seguridad.

Aunque debes supervisar todos estos indicadores, lo que a mí me funciona con mis equipos de higienistas es un objetivo global basado en limpiezas, blanqueamientos y reseñas con estos indicadores:

HIGIENISTAS			
RANGOS		RESEÑAS	INCENTIVO POR PP
3.000 €	4.000 €	5	100 €
4.000 €	5.000 €	10	150 €
5.000 €	6.000 €	15	200 €
6.000 €	8.000 €	20	250 €
8.000 €	10.000 €	25	300 €
10.000 €	13.000 €	30	350 €

Normas generales para el cobro de incentivos

Condición principal: el incentivo solo se cobra si la clínica alcanza su **objetivo global mensual de facturación** y se cumplen las metas de reseñas según los tramos establecidos. Este enfoque asegura que todos los indicadores clave sean cumplidos de forma equilibrada, sin generar presiones innecesarias, pero manteniendo un estándar.

Uso una **parrilla de ventas automatizada**, donde cada higienista registra los pacientes a quienes ha recomendado tratamientos adicionales y los que finalmente se realizan. Esto permite un seguimiento transparente y motiva a todas a participar activamente en la recomendación de servicios.

Monitoreo regularmente la distribución de pacientes entre todas las higienistas para asegurar una carga de trabajo justa. Esto no solo mejora la eficiencia, sino que también evita desequilibrios en las oportunidades de alcanzar los objetivos individuales.

Odontólogo

Los odontólogos son el motor de cualquier clínica. Su habilidad para diagnosticar, recomendar y ejecutar tratamientos no solo impacta en la facturación, sino también en la satisfacción del paciente y en la reputación de la clínica. Diseñar un sistema de incentivos efectivo para ellos no solo los motiva, sino que también fortalece su compromiso con el crecimiento del negocio.

A menudo, se atribuye el cierre de tratamientos únicamente al equipo comercial, olvidando que ellos son el último eslabón de la cadena. En muchos casos, el éxito de una venta comienza en la consulta, con la comunicación del odontólogo.

Si los cierres de tratamientos no están funcionando como esperas, revisa este primer paso: ¿la explicación del tratamiento es clara y cercana?, ¿el paciente siente confianza y entiende el valor de lo que se le ofrece?

Indicadores a medir

1. Facturación mensual generada por cada odontólogo.
2. Porcentaje de presupuestos aceptados por los pacientes tras su consulta con el odontólogo.
3. Relación entre diagnósticos realizados y tratamientos propuestos.
4. Opiniones y valoraciones de los pacientes, especialmente las reseñas que mencionan al odontólogo de manera positiva.
5. Cumplimiento del tiempo estimado para tratamientos y citas.

Los odontólogos solo recibirán el incentivo si la clínica alcanza el objetivo global de facturación mensual. Esto asegura un esfuerzo colectivo.

Todos los indicadores (facturación, aceptación, reseñas, etc.) serán monitoreados mensualmente y se compartirán resultados en una reunión mensual con el equipo.

¿Cómo implementarlo?

Con la parrilla de ventas. El personal de atención al paciente, o también llamado equipo de ventas, en su parrilla automatizada de Excel, anotará qué odontólogo realizó la consulta y qué paciente finalmente se realizó el tratamiento. Al final del mes la parrilla automáticamente te dará la cifra de ventas de cada odontólogo.

Propuesta de incentivo económico

NOTA: Puedes empezar la escala de incentivos donde tu clínica cumpla con los gastos fijos.

Ejemplo 1: Escala de porcentajes

PLAN DE INCENTIVOS MENSUAL			
RANGO		**PORCENTAJE**	**INCENTIVO €**
20.000 €	40.000 €	2 %	800 €
40.000 €	60.000 €	3 %	1.800 €
60.000 €	80.000 €	4 %	3.200 €
80.000 €	100.000 €	5 %	4.500 €
	>100.000 €	6 %	6.600€

Aquí te presento una tabla con porcentajes por rangos diseñada para motivar al odontólogo a maximizar su productividad. Con este sistema, el odontólogo entiende que no tiene un techo económico predefinido, lo que fomenta que enfoque cada consulta en ser lo más eficiente y rentable posible.

Ejemplo 2: Precio por día o incentivo

Precio por día. Se establece un pago fijo por tiempo trabajado. Ejemplo:

- 150 € por medio día.
- 300 € por día completo.

Además, el odontólogo puede optar por un porcentaje de la facturación generada (por ejemplo, un 7 % de los ingresos obtenidos por los tratamientos realizados por ese profesional en cuestión), no por el total de la clínica.

Condición clave: el odontólogo no cobra ambas modalidades. Al final del mes, se realiza un análisis comparativo entre el total por días trabajados y el porcentaje de la facturación generada. El odontólogo podrá decidir cuál opción le resulta más beneficiosa.

Ejemplo práctico:

- 9 días completos.
- Pago fijo: 9 días × 300 € = 2.700 €.
- Facturación del mes: 45.000 €.
- Porcentaje de facturación: 45.000 € × 7 % = 3.150 €.

En este caso, el odontólogo elegiría quedarse con el porcentaje de la facturación porque es más ventajoso para él (3.150 € frente a 2.700 €).

Este sistema resulta especialmente útil cuando se trabaja con odontólogos autónomos, ya que evita el gasto de un salario fijo y permite ajustar la compensación de manera justa según el rendimiento individual.

Atención al paciente

El personal comercial es clave para cerrar tratamientos y fidelizar pacientes. Sus incentivos deben estar directamente relacionados con el objetivo global de clínica definido de manera mensual.

Indicadores a tener en cuenta

1. Porcentaje de presupuestos presentados que se convierten en tratamientos aceptados.
2. Importe total de los tratamientos cerrados.
3. Porcentaje de consultas iniciales que terminan en un presupuesto aceptado.

4. Encuestas de satisfacción o reseñas relacionadas con la atención comercial.
5. Número de pacientes antiguos que no han vuelto en 6-12 meses y son reactivados para nuevos tratamientos.
6. Tasa de referidos de pacientes activos.

Propuesta de incentivo económico

Te presento varias modalidades de incentivos económicos para el equipo comercial de tu clínica: unas opciones más relajadas, ideales para clínicas que prefieren un enfoque flexible, sin ejercer una presión excesiva sobre su equipo: otra opción está orientada a un control más exhaustivo, pensado para clínicas que necesitan un seguimiento preciso de las ventas, ya sea por razones de gestión o por tener una estructura más grande, como es el caso de las cadenas de clínicas.

Todas las modalidades las he utilizado personalmente en diferentes tipos de clínicas, por lo que te las comparto para que puedas evaluar cuál se adapta mejor a tus necesidades. Como sabemos, no es lo mismo gestionar una clínica privada y particular que una cadena de clínicas, por lo que estas dos alternativas te permitirán encontrar el enfoque que más funcione para ti.

Solo controlamos las ventas globales y reseñas positivas.

MODALIDAD 1			
RANGOS		RESEÑAS	INCENTIVO
Más de 75.000 €		5	750 €
75.000 €	85.000 €	10	300 €
85.000 €	100.000 €	15	2 %
>100000 €		20	250 €

Ejemplo práctico: Supongamos que Noelia alcanza una facturación de 87.000 € en el mes de mayo. El cálculo de su incentivo sería el siguiente:

- Primer tramo: por alcanzar los 75.000 €, recibe 750 €.

- Segundo tramo: al situarse entre los 75.000 € y 85.000 €, recibe 300 € adicionales.
- Tercer tramo: como su facturación supera los 85.000 €, se calcula la diferencia (87.000 € - 85.000 € = 2.000 €), y se le otorga un 2 % sobre esta diferencia: 2.000 € * 0,02 = 40 €.
- Bonificación extra: si hubiese superado los 100.000 €, habría recibido 250 € adicionales. En este caso, no fue así, por lo que no se aplica este bono.

Fórmula para calcular el incentivo en este caso:

- 750 € (por superar los 75.000 €)
- 300 € (por estar en el tramo entre 75.000 € y 85.000 €)
- 40 € (por superar los 85.000 €, calculando el 2 % sobre la diferencia)
- Total del incentivo: 750 € + 300 € + 40 € = 1.090 €

De esta forma, Noelia recibe un incentivo proporcional a su rendimiento, premiando tanto el cumplimiento de los tramos como el esfuerzo por superar los objetivos establecidos.

MODALIDAD 2			
RANGOS		RESEÑAS	INCENTIVO
25.000 €	40.000 €	5	400 €
40.000 €	50.000 €	10	600 €
50.000 €	60.000 €	15	750 €
60.000 €	80.000 €	20	1.000 €
80.000 €	100.000 €	25	1.250 €
100.000 €	130.000 €	30	1.500 €
130.000 €	180.000 €	35	1.750 €

En clínicas con una facturación media de alrededor de 50.000 € mensuales, esta modalidad 2 podría ser una opción. Sin embargo, es importante tener en cuenta que, si se alcanza una facturación de 180.000 € (que sería la máxima en esta tabla), deberías plantear un sistema de incentivos basado en una cifra sin techo, ya que, en ese caso, el personal no considera que tiene un límite económico.

Ejemplo práctico:

- Facturación media mensual de la clínica: 50.000 €
- Incentivo según escala: 600 €

Dato importante: Si se establece un objetivo mensual, asegúrate de que el rango mínimo cubra al menos los gastos fijos de la clínica.

Otra opción es establecer objetivos por meses.

Ejemplo de objetivos mensuales:

MESES	OBJETIVOS
Enero	98.000 €
Febrero	76.000 €
Marzo	99.000 €
Abril	110.000 €
Mayo	99.000 €
Junio	95.000 €
Julio	95.000 €
Agosto	65.000 €
Septiembre	99.000 €
Octubre	89.000 €
Noviembre	105.000 €
Diciembre	99.000 €

Puedes estructurar los incentivos en tres niveles:

- 90 % del objetivo alcanzado: 600 €
- 100 % del objetivo alcanzado: 800 €
- 120 % del objetivo alcanzado: 1.200 €

Por ejemplo, si el objetivo de facturación para junio es de 95.000 €:

- Si el equipo alcanza 98.000 €, recibiría 800 € de incentivo.
- Si la facturación se queda en 75.000 €, no se otorgaría incentivo, ya que no se alcanzó el mínimo del 90 %.
- Si la facturación llega a 115.000 €, el incentivo sería 1.200 € por superar el 120 % del objetivo.

Este sistema no solo motiva al equipo a cumplir las metas, sino que también premia el esfuerzo extra y el rendimiento excepcional, asegurando que los incentivos estén alineados con el crecimiento real de la clínica. Además, evita bonificaciones por desempeños insuficientes, manteniendo un estándar de excelencia y resultados tangibles.

MODALIDAD 3: Si deseas poner el foco también en los inicios de tratamientos de ortodoncia (por ejemplo, realizados al mes), puedes optar por dividir el incentivo en dos partes y añadir una columna que refleje un número determinado de inicios de tratamientos de ortodoncia.

Ejemplo:

MODALIDAD 3					
RANGO FACTURACIÓN		INICIOS	INCENTIVO FACTURACIÓN	INCENTIVO INICIOS	INCENTIVO TOTAL
Más de 75.000 €		21	375 €	375 €	750 €
75.000 €	85.000 €	24	525 €	525 €	1.050 €
85.000 €	100.000 €	28	650 €	650 €	1.300 €

Nota: En el caso de que la facturación y los inicios no se cumplan de manera simultánea, puedes dividir el importe restante de manera proporcional entre ambos incentivos. Esto permite que se recompense tanto el cumplimiento de la facturación como el número de inicios de ortodoncia, incluso si uno de los objetivos no se alcanza.

MODALIDAD 4: En esta modalidad, se establecen tres tramos de incentivos, que no solo se basan en el número de inicios de tratamientos de ortodoncia, sino también en el porcentaje de aceptación de presupuestos. Los tramos serían los siguientes:

- 80 % del objetivo alcanzado: incentivo de 400 €.
- 100 % del objetivo alcanzado: incentivo de 750 €.
- 120 % del objetivo alcanzado: incentivo de 1.200 €.

Sin embargo, para considerar que el objetivo ha sido alcanzado, no solo se toma en cuenta el número de inicios de tratamientos, sino también el porcentaje de aceptación de los presupuestos. Este modelo es muy común en cadenas de clínicas, donde la inversión en *marketing* es alta y no pueden permitirse un bajo porcentaje de cierre de ventas.

Ejemplo práctico:

- Inicios mensuales: 80
- Porcentaje de aceptación: 45 %

Imaginemos que el objetivo mensual de la clínica es alcanzar 80 inicios de tratamientos de ortodoncia. Si el equipo logra 95 inicios, pero la tasa de aceptación de presupuestos es solo del 40 % (por debajo del objetivo del 45 %), significa que la clínica está atrayendo muchas consultas, pero no está cerrando suficientes ventas.

Esto genera la necesidad de realizar más primeras visitas para alcanzar el porcentaje adecuado de aceptación de presupuestos, lo cual podría requerir una mayor inversión en *marketing*.

Este sistema es comúnmente utilizado en grandes empresas; sin embargo, personalmente no lo recomiendo en clínicas más pequeñas o medianas. El principal inconveniente es que puede desmotivar al equipo, ya que factores como la aprobación de financiación o la situación económica de los pacientes pueden afectar los resultados, sin que el equipo tenga control total sobre estos factores. Esto puede generar frustración y disminuir la motivación de los empleados.

Directora de clínica

Para los incentivos y objetivos de la directora de clínica, es esencial tener en cuenta que su rol abarca la supervisión global de la clínica, la gestión del equipo, la optimización de los recursos y la consecución de metas generales. A continuación, te detallo algunas áreas clave de enfoque y cómo podrías estructurar incentivos y objetivos para la directora.

Indicadores clave

- Crecimiento de la facturación total.
- Cumplimiento de objetivos de rentabilidad.
- Satisfacción de pacientes.
- Cumplimiento de los KPI operativos.
- Gestión del equipo y retención del talento.
- Control de costes y optimización de recursos.

Estructura de incentivos

1. Incentivo por facturación:

- Opción de incentivo 1: Un porcentaje sobre el 5 % de la facturación superior al objetivo. Por ejemplo, si la meta son 100.000 € y se logran 110.000 €, la directora recibiría un 5 % de la diferencia (10.000 €), es decir, 500 €.

- Opción de incentivo 2: Basado en múltiplos de objetivos alcanzados por tramos:

  - o Objetivo mensual de facturación: 100.000 €
  - o Facturación alcanzada: 120.000 €

Tramo de incentivos:

- Primer tramo: Si la clínica alcanza el 100 % del objetivo (100.000 €), la directora recibe un bono base de 200 €.
- Segundo tramo: Si la facturación supera el objetivo entre un 1 % y un 10 % (entre 100.000 € y 110.000 €), la directora recibe un bonus adicional de 300 €.
- Tercer tramo: Si la facturación supera el 10 % (más de 110.000 €), la directora recibe un bono adicional de 500 €.

Ejemplo práctico: Si la facturación de la clínica en un mes es de 120.000 €, eso supera el 10 % del objetivo de 100.000 €, lo que activaría los tres tramos de incentivos:

- Bono base (100 % objetivo): 200 €
- Bonus adicional (1-10 %): 300 €

- Bonus adicional (más del 10 %): 500 €

Total del incentivo: 200 € + 300 € + 500 € = 1.000 €

2. **Incentivo anual por rentabilidad:**

   - Meta: Mantener o aumentar la rentabilidad.
   - Incentivo: Un bonus del 2-3 % sobre la rentabilidad neta conseguida por encima del objetivo anual. Por ejemplo, si la rentabilidad proyectada es 15.000 € y la real es 18.000 €, la directora recibiría un bono del 2 % anual sobre la diferencia (3.000 €).

3. **Incentivo al trimestre por satisfacción de pacientes:**

   - Meta: Superar un umbral mínimo de satisfacción o un número de reseñas positivas.
   - Incentivo: Un bonus trimestral por mantener un nivel de satisfacción del 90 % o más, o por lograr un número determinado de reseñas positivas. Ejemplo: Si la clínica obtiene más de 50 reseñas positivas al mes con una puntuación superior a 4,5 ,se le podría otorgar un bono de 500 € al trimestre.

4. **Incentivo mensual por eficiencia operativa:**

   - Meta: Optimizar los procesos operativos de la clínica.
   - Incentivo: Un bono por mantener la tasa de ocupación de los sillones por encima de un determinado porcentaje (por ejemplo, 85 %). Si la directora consigue que la ocupación media mensual sea del 90 %, podría recibir un bono de 300 €.

5. **Incentivo anual por retención de personal:**

   - Meta: Retener a los empleados clave y reducir la rotación.
   - Incentivo: Un bono anual por mantener la tasa de rotación del personal bajo un umbral específico (por ejemplo, no más del 10 % de rotación anual). Si la rotación es del 5 %, la directora podría recibir un bono de 1.000 € anuales.

6. **Incentivo anual por control de costes:**

   - Meta: Optimizar costes operativos sin sacrificar calidad.

- Incentivo: Un porcentaje sobre los ahorros de costes obtenidos, por ejemplo, un bono del 5 % sobre cualquier ahorro de costes superior a 3.000 € al mes.

INCENTIVO	TIPO	META	INCENTIVO	TOTAL
1. Incentivo por facturación	Mensual	Superar el objetivo global mensual de facturación.	Opción 1: 5 % de la diferencia sobre el objetivo (ejemplo: 500 €).	500 € mensuales (ejemplo 1)
			Opción 2: Múltiplos de objetivos alcanzados (ejemplo: 1.000 €).	1.000 € mensuales (ejemplo 2)
2. Incentivo anual por rentabilidad	Anual	Mantener o aumentar la rentabilidad.	2-3 % sobre la rentabilidad neta conseguida por encima del objetivo anual.	2-3 % de diferencia
3. Incentivo por satisfacción de pacientes	Trimestral	Superar un umbral mínimo de satisfacción o número de reseñas positivas.	Bono por mantener 90 % de satisfacción o lograr más de 50 reseñas positivas.	500 € por trimestre
4. Incentivo por eficiencia operativa	Mensual	Optimizar los procesos operativos de la clínica.	Bono por mantener tasa de ocupación del 85 % o superior.	300 € por mes
5. Incentivo anual por retención de personal	Anual	Retener empleados clave y reducir la rotación.	Bono por mantener tasa de rotación del personal bajo 10 %.	1.000 € anuales
6. Incentivo anual por control de costes	Anual	Optimizar costes operativos sin sacrificar calidad.	5 % sobre cualquier ahorro de costes superior a 3.000 € al mes.	5 % de ahorro anual

Te presento un **ejemplo real** de cómo se aplicarían los incentivos mensuales, trimestrales y anuales para la directora de una clínica, considerando un escenario con cifras específicas:

Datos iniciales:

- Objetivo mensual de facturación: 100.000 €
- Facturación real en el mes: 120.000 €
- Objetivo de rentabilidad anual: 15.000 €
- Rentabilidad real anual: 18.000 €
- Satisfacción de pacientes: 95 % de satisfacción y más de 50 reseñas positivas.
- Tasa de ocupación de sillones: 90 % de ocupación mensual.
- Tasa de rotación del personal anual: 5 %
- Ahorro de costos mensual: 3.500 €

Incentivos mensuales:

1. Incentivo por facturación (opción 2):

   - Meta: 100.000 €
   - Facturación alcanzada: 120.000 € (supera el objetivo en un 20 %)
   - Cálculo de incentivos:
     - Primer tramo (100 % objetivo): 200 €
     - Segundo tramo (1-10 %, 100.000 € - 110.000 €): 300 €
     - Tercer tramo (más del 10 %, 110.000 € - 120.000 €): 500 €

Total incentivo facturación: 200 € + 300 € + 500 € = 1.000 €

2. Incentivo por eficiencia operativa:
   - Meta: Mantener la tasa de ocupación de los sillones al 85 %
   - Tasa de ocupación alcanzada: 90 %
   - Incentivo: 300 € por mantener la ocupación superior al 85 %

Total Incentivo eficiencia operativa: 300 €

Total mensual de incentivos: 1.000 € (facturación) + 300 € (eficiencia operativa) = 1.300 €

Incentivos trimestrales:

Incentivo por satisfacción de pacientes:

- Meta: Más del 90 % de satisfacción y más de 50 reseñas positivas.
- Resultado: 95 % de satisfacción y más de 50 reseñas positivas obtenidas.
- Incentivo: Bono trimestral de 500 €.
- Total Incentivo satisfacción de pacientes: 500 €

Incentivos anuales:

1. Incentivo por rentabilidad:

- Objetivo rentabilidad: 15.000 €
- Rentabilidad alcanzada: 18.000 €
- Diferencia de rentabilidad: 18.000 € - 15.000 € = 3.000 €
- Incentivo: 2-3 % de la diferencia.

    o 2 % de 3.000 € = 60 €

Total Incentivo rentabilidad: 60 €

2. Incentivo por retención de personal:

- Meta: Mantener una tasa de rotación de personal inferior al 10 %.
- Tasa de rotación: 5 %
- Incentivo: 1.000 € anuales por mantener una tasa de rotación inferior al 10 %.

Total incentivo retención de personal: 1.000 €

3. Incentivo por control de costes:

- Meta: Optimizar los costes operativos.
- Ahorro de costes mensual: 3.500 €
- Incentivo: 5 % sobre los ahorros de costes superiores a 3.000 €.

    o 5 % de 3.500 € = 175 €

Total incentivo control de costes: 175 €

Total anual de incentivos:

60 € (rentabilidad) + 1.000 € (retención de personal) + 175 € (control de costos) = 1.235 €

Total acumulado de incentivos en el año:

1.300 € (mensuales) × 12 meses = 15.600 €
500 € (trimestrales) × 4 trimestres = 2.000 €
1.235 € (anuales) = 1.235 €

Total de incentivos anuales consiguiendo todos los parámetros: 15.600 € + 2.000 € + 1.235 € = 18.835 € anuales. De esta forma controlas todos los parámetros con un incentivo no demasiado alto.

Consideraciones importantes

Los objetivos deben ser alcanzables, pero también deben desafiar a la directora a superarse continuamente. Estos deben estar completamente alineados con la visión y estrategia global de la clínica para asegurar que todos trabajamos hacia el mismo fin.

Es fundamental realizar revisiones regulares (mensuales o trimestrales) para evaluar el rendimiento de la directora de manera objetiva y transparente. Esto garantiza que el sistema de incentivos sea efectivo, justo y, lo más importante, motivador.

Los incentivos deben abarcar tanto los aspectos económicos como la gestión de equipo y la satisfacción del paciente. Un sistema de incentivos equilibrado asegura que la directora se enfoque en una gestión integral, mejorando tanto los resultados financieros como el bienestar y compromiso del equipo, y la experiencia del paciente. Este enfoque no solo beneficia a la clínica, sino que también refuerza la cultura organizacional y la retención de talento.

Para finalizar, si ya estás implementando incentivos en tu clínica, ¿sabes qué porcentaje de la facturación estás destinando a ellos? ¿Sabes cuál debería ser el porcentaje máximo?

En general, el porcentaje de incentivos recomendado debería estar entre 1 % y 5 % de la facturación mensual total de la clínica.

♀Si aún no has implementado ningún sistema de incentivos y alguna de las propuestas que te presento te resulta atractiva, ¡ponla en marcha! Luego te sugiero que vuelvas dentro de tres meses y escribas el porcentaje de crecimiento que has obtenido con un sistema claro de incentivos.

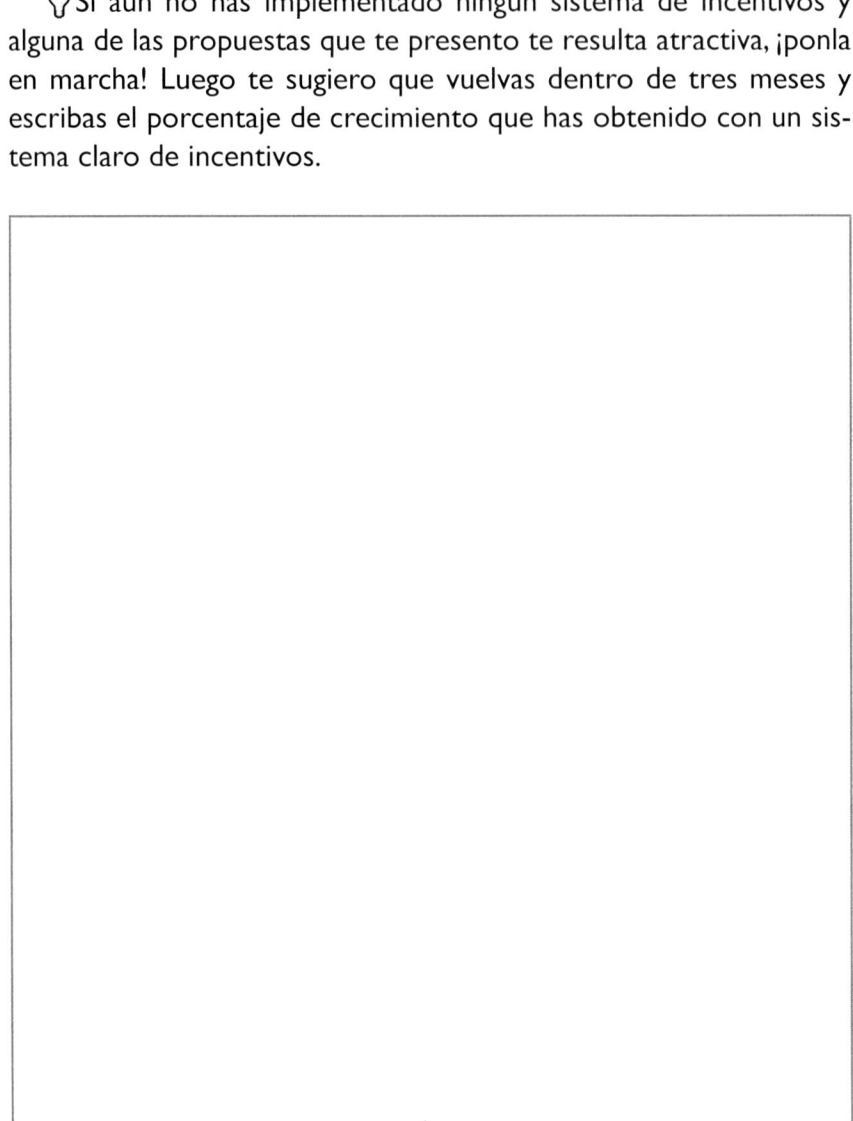

Es importante destacar que estos planes son estrategias que he utilizado con éxito en diferentes equipos y clínicas, pero cada clínica tiene su propia situación y características. Si no te sientes identificado con ninguno de los modelos propuestos, sería ideal realizar un análisis específico y diseñar un plan a medida que se ajuste a tus necesidades y objetivos.

4.2 Planificación diaria y mensual

La planificación es el pilar fundamental para mantener una clínica funcionando de manera eficiente y alineada con sus objetivos estratégicos. Una estructura bien diseñada ayuda a priorizar tareas, optimizar recursos y mejorar la productividad del equipo. A continuación, te presento cómo organizar la planificación diaria y mensual de manera efectiva.

Planificación diaria

1. **Reunión de inicio del día** (5-10 minutos). Repasa la agenda diaria, asegurándote de que todo el equipo conozca:

    - pacientes programados y casos prioritarios;
    - tratamientos destacados o complejos;
    - objetivos específicos del día.

2. **Distribución de tareas.** Revisa y asigna responsabilidades claras a cada miembro del equipo, desde recepción hasta los especialistas. Asegúrate de que las salas de consulta estén preparadas con el equipo y materiales necesarios.

3. **Seguimiento de los KPI.** Yo suelo utilizar esta tabla muy sencilla, que comparto con el equipo. Si no tienes persona responsable que pueda seguir y analizar esto, te aconsejo que lo hagas una vez por semana. Si tienes equipo de dirección, exige que se haga todos los días para que el equipo vaya alineado con los objetivos.

Indicador	Objetivo	Abonado / Conseguido	Previsión	Pendiente	Por día
Facturación global	95.000 €	66.500 €		28.500 €	2.375 €
Facturación higienistas	5.900 €	4.000 €		1.900 €	158 €
Ocupación agendas	90 %	80 %		10%	
Reseñas	20	10		10	

* La previsión se refiere a aquellos ingresos provenientes de tratamientos financiados o abonados mediante transferencia bancaria, cuyo reflejo en la cuenta puede tardar varios días.

4. Monitoreo de indicadores clave. Define métricas diarias para evaluar el rendimiento:

- número de pacientes atendidos;
- presupuestos presentados y aceptados;
- tratamientos iniciados o completados.

5. Cierre del día. Evalúa los logros diarios:

- ¿Se alcanzaron los objetivos?
- ¿Hubo inconvenientes que deban resolverse?

Documenta observaciones y prepara ajustes para el siguiente día.

Planificación mensual

1. Definición de objetivos mensuales. Establece metas claras y cuantificables para todo el equipo:

- facturación total;
- nuevos pacientes;
- reseñas obtenidas;
- fidelización de pacientes;
- reactivación de presupuestos pasados.

2. Revisión de resultados del mes anterior. Antes de planificar el mes, analiza los resultados previos:

- ¿Qué objetivos se alcanzaron?
- ¿Dónde se quedaron cortos?
- ¿Qué ajustes puedes implementar?

3. Creación de un calendario mensual. Divide el mes en semanas, asignando objetivos y prioridades específicas a cada una. Destaca fechas clave, como promociones, campañas de *marketing* o eventos especiales.

4. Programa sesiones de formación para el equipo. Establece reuniones quincenales o mensuales para revisar los progresos y compartir ideas.

5. Análisis y ajustes. Al final del mes, evalúa:

- indicadores de rendimiento;
- opiniones del equipo;
- áreas de mejora.

Usa esta información para optimizar la planificación del siguiente mes.

Herramientas útiles para la planificación:

- Parrillas de ventas para hacer un seguimiento diario y mensual de los resultados de cada profesional.
- Sistemas de gestión clínica (CRM) para gestionar la agenda, facturación y reportes.
- Utiliza gráficos para que todo el equipo esté al tanto de los objetivos y logros.

4.3 Seguimiento de pacientes

Las llamadas de calidad son una herramienta esencial para asegurar la satisfacción del paciente, perfeccionar los servicios de la clínica y fomentar la fidelización. Estas llamadas no solo refuerzan la relación con los pacientes actuales, sino que también abren la puerta a nuevas oportunidades de venta y recomendaciones.

Mantener una comunicación constante genera confianza y asegura que el paciente regrese para futuros tratamientos.

Un buen seguimiento ayuda a que los pacientes acepten presupuestos pendientes o se animen a iniciar nuevos tratamientos. A veces los pacientes no regresan por falta de recordatorios o porque sienten que no son valorados.

Los pacientes bien atendidos son más propensos a dejar reseñas positivas y recomendar la clínica.

Elementos clave para un seguimiento efectivo

1. **Registro detallado del paciente.** Asegúrate de tener toda la información relevante del paciente en el sistema:

- historial médico;
- fecha de próximas citas;
- tratamientos pendientes o presupuestos por aceptar;
- preferencias de contacto (WhatsApp, *email*, llamadas).

Utiliza herramientas CRM o *software* de gestión dental para programar recordatorios automáticos, *emails* personalizados y alertas.

Ejemplo de procesos automatizados:

- Recordatorio de citas (dos días antes y el mismo día);
- Cumpleaños o fechas especiales con promociones personalizadas.

2. Definición de roles:

- Equipo de recepción: Seguimiento de presupuestos y recordatorios de citas.
- Equipo de atención al paciente: Contacto para resolver dudas tras la consulta y cierre de presupuestos.
- Higienistas y odontólogos: Asegurarse de explicar claramente los pasos del tratamiento al paciente para evitar incertidumbres y revisar el plan de seguimiento con el equipo comercial.
- Director/a de la clínica: Supervisar los indicadores clave de seguimiento (número de pacientes contactados, aceptación de presupuestos, etc.).

3. Frecuencia de seguimiento:

- 2 días antes, confirmar asistencia a la cita.
- Día de la cita, mensaje recordatorio en la mañana.
- 2 días después de la consulta, primer contacto para resolver dudas.
- 7 días después, segundo contacto con algún incentivo o promoción (si aplica).
- 15 días después, último recordatorio amable.
- 1 semana después del inicio, verificar que el paciente esté cómodo y sin dudas.
- Entre las fases del tratamiento, recordar próximas sesiones.
- Realizar tres llamadas a lo largo del tratamiento para evaluar si el paciente está satisfecho con los resultados y detectar posibles áreas de mejora.

Es preferible identificar y resolver cualquier problema durante el tratamiento, en lugar de esperar hasta el final, ya que esto podría extender innecesariamente su duración.

- Pacientes inactivos más de seis meses, envío de un mensaje personalizado, incentivando a regresar (descuento, promoción, chequeo gratuito).

Ejemplo de cronograma de seguimiento

Acción	Responsable	Frecuencia	Meta Mensual
Confirmación de citas	Recepción/ Comercial	2 días antes	>90% de citas confirmadas
Seguimiento de presupuestos	Comerciales	3, 7 y 15 días después	>40% aceptación
Reactivación de pacientes	Comerciales	Mensual	Reactivar 20 pacientes
Control de trata- mientos en curso	Higienistas/ Recepción	Semanal	100% seguimiento
Obtención de reseñas positivas	Todos	Mensual	>50 reseñas con +4.5

Conclusión: Un seguimiento bien estructurado no solo mejora la experiencia del paciente, sino que impacta directamente en la rentabilidad y reputación de la clínica.

Recuerda que cada contacto es una oportunidad para fidelizar, incrementar ingresos y construir relaciones a largo plazo.

♀**Te pregunto:** ¿Tu sistema actual de seguimiento está logrando estos objetivos? ¿Por qué?

4.4 Llamadas de calidad

Las llamadas de calidad son una herramienta esencial para asegurar la satisfacción del paciente y mejorar continuamente los servicios de la clínica. El objetivo principal es establecer un canal de comunicación cercano, detectar posibles inconvenientes de forma temprana y fomentar la fidelización.

Las ventas no concluyen en el momento en que el paciente realiza el pago. **El proceso de venta continúa después, y es ahí donde se forja la fidelidad del paciente y se generan nuevas oportunidades.**

Un buen seguimiento no solo refuerza la relación con el paciente, sino que también abre puertas a más ventas. Cuando te preocupas por tu paciente, respondes a sus dudas, te interesas por su experiencia y mantienes un trato cercano, estás cultivando algo más valioso: **la recomendación de ese paciente.**

Un paciente satisfecho es la mejor fuente de nuevos referidos, lo que significa más pacientes y, en consecuencia, más ventas para tu clínica.

Además, si te muestras atento, cercano y resolutivo, y aprovechas esa relación de confianza para pedir una reseña, el paciente, agradecido por el buen trato recibido, estará más dispuesto a dejar una valoración positiva.

> Más reseñas = más confianza en tu clínica = más pacientes potenciales que se convertirán en ventas.

¿Cuándo realizar las llamadas de calidad?

Después de la primera visita el objetivo es conocer la experiencia del paciente en su primer contacto con la clínica: preguntar si fue bien atendido, si se resolvieron sus dudas y si se sintió cómodo durante la visita.

El momento ideal es dentro de las 24-48 horas posteriores a la visita. De esta forma generas confianza y demuestras interés desde el inicio.

Durante el tratamiento evalúas la satisfacción del paciente en puntos clave del tratamiento. Asegurarse de que los resultados son satisfactorios y que no hay inquietudes sin atender.

Dependiendo de la duración del tratamiento, realizar una llamada al inicio, a mitad del proceso y otra cerca del final. De esta manera previenes quejas o insatisfacciones al final del tratamiento.

Al finalizar el tratamiento obtienes *feedback* general sobre la experiencia completa: preguntar sobre su grado de satisfacción con los resultados y con el equipo que le atendió.

Una semana después de finalizar el tratamiento, es buen momento.

Cierras el ciclo con una buena impresión y, a ser posible, invitar al paciente a dejar una reseña positiva e incitar a que nos recomienden un nuevo paciente.

¿Qué incluir en una llamada de calidad?

Saludar al paciente por su nombre, comentarle que le llamamos de la clínica y recordando el tratamiento que está recibiendo.

Preguntas clave:

- «¿Cómo se siente con el tratamiento hasta ahora?».
- «¿Ha encontrado algún inconveniente que debamos atender?».
- «¿Hay algo que le gustaría mejorar en su experiencia con nosotros?».

Animar al paciente a compartir reseñas positivas si está satisfecho y agradecer su tiempo y confianza.

Beneficios de implementar llamadas de calidad

- Permite abordar cualquier inconveniente antes de que escale.
- Refuerza la relación con el paciente al demostrar interés genuino en su bienestar.
- Proporciona información valiosa para ajustar y optimizar procesos en la clínica.

¿Quién debe realizar estas llamadas?

El personal encargado de las llamadas de calidad debe poseer habilidades clave como comunicación empática, paciencia y un conocimiento general de los tratamientos que se ofrecen en la clínica.

Esto asegura que el paciente se sienta escuchado y que cualquier consulta pueda resolverse de manera efectiva. Este rol puede ser asumido por el equipo de recepción o atención al paciente, dependiendo de las necesidades y la estructura de la clínica.

Una estrategia efectiva de ventas en estas llamadas: el doble cierre

Yo utilizo estas llamadas no solo como una herramienta de seguimiento, sino también para realizar un doble cierre en los casos donde el presupuesto no ha sido aceptado inicialmente. Este es el procedimiento que seguimos:

Un compañero diferente al que presentó el presupuesto inicial contacta al paciente. Durante la llamada, se plantean preguntas clave:

- «¿Cómo valora la atención recibida por parte de la doctora?».
- «¿Qué tal fue la experiencia con nuestra asesora de ventas?».
- «¿Qué le pareció la atención general en la clínica?».
- «¿Le expusieron todos los métodos de pago?».

Es importante transmitir que esta es una llamada de calidad cuyo único propósito es mejorar el servicio, lo que genera confianza en el paciente.

Con la información recopilada, evaluamos las posibles objeciones o dudas que el paciente pueda tener respecto al presupuesto inicial. A partir de aquí, diseñamos una segunda acción estratégica para cerrar el tratamiento.

¡Te animo a probarlo!

Esta técnica ha sido muy efectiva en mi experiencia, ayudándome a recuperar presupuestos que parecían perdidos y a construir una relación más sólida con los pacientes.

Recuerda: El seguimiento es un pilar fundamental para la sostenibilidad y el crecimiento de la clínica. Los pequeños detalles que demuestran cuidado y compromiso pueden ser la diferencia entre una venta única y un paciente de por vida.

4.5 Fidelización de pacientes

Imagina que cada paciente que entra por la puerta de tu clínica no solo completa un tratamiento, sino que se convierte en un embajador de tu clínica. ¿Cómo conseguirlo? Con estrategias de fidelización que van más allá de la atención básica.

La fidelización de pacientes es un pilar esencial para el éxito sostenible de cualquier clínica. No se trata solo de atraer nuevos pacientes, sino de garantizar que los actuales vuelvan, recomienden tus servicios y se conviertan en embajadores de tu marca. Un paciente fiel es más que una fuente de ingresos recurrentes.

¿Por qué es importante la fidelización?

Adquirir un nuevo paciente puede ser hasta cinco veces más costoso que retener a uno existente.

Los pacientes satisfechos son más propensos a recomendar tu clínica a familiares y amigos.

Un paciente fiel valora la relación con tu clínica más allá del precio, lo que reduce el impacto de competidores.

Un paciente recurrente confía más en tus recomendaciones y es más propenso a aceptar nuevos tratamientos.

Claves para la fidelización de pacientes

1. Desde la primera llamada hasta el seguimiento postratamiento, cada interacción cuenta. Asegúrate de que el paciente se sienta valorado y bien atendido en cada etapa.

2. Comunicación personalizada:

- Usa su nombre en las comunicaciones.
- Envía recordatorios y mensajes adaptados a su historial.
- Mantén un contacto regular para informar sobre promociones o nuevos servicios.

3. Programas de fidelización:

- Ofrece beneficios exclusivos a quienes regresen para nuevos tratamientos.

- Recompensa a los pacientes que recomienden tu clínica.

4. Pide la opinión de los pacientes regularmente y utiliza sus comentarios para mejorar. Cuando un paciente ve que su opinión importa, se siente más conectado con su clínica.

5. Seguir cuidando al paciente tras el tratamiento:

- Realiza llamadas de seguimiento.
- Envía recordatorios para revisiones periódicas.
- Ofrece valor adicional, como consejos para el cuidado de su salud oral.

Estrategias de fidelización en la clínica

- **Programa de referidos:** Recompensar a los pacientes que traen nuevos referidos.

Ejemplo: Por cada paciente nuevo referido que inicie un tratamiento, el paciente que lo recomendó recibe un descuento en su próximo servicio o un regalo exclusivo.

También puedes diseñar un sistema de puntos por cada visita o tratamiento realizado. Estos puntos pueden convertirse en descuentos exclusivos, servicios adicionales o regalos personalizados.

Otra idea es sorprender a tus pacientes con un detalle especial, como una cesta de frutas frescas, cada vez que recomienden a un nuevo paciente.

- **Encuestas de satisfacción:** Obtener información sobre la experiencia del paciente y detectar áreas de mejora. Al demostrar que valoras su opinión, refuerzas la relación con el paciente.

- **Enviar mensajes de cumpleaños con un detalle especial,** como un descuento en tratamientos, ofrecer promociones exclusivas para pacientes existentes y mantener a los pacientes informados sobre novedades de la clínica.

- **Eventos para pacientes:** Crea una conexión emocional con la clínica.

Ejemplo: Organiza jornadas de puertas abiertas, charlas educativas o campañas de salud gratuitas.

¿Qué hace a un paciente fiel?

Para hacerlo más interactivo, reflexionemos sobre estas preguntas: ¿qué opinan tus pacientes actuales sobre tu clínica?

Haz una breve encuesta a tu equipo:

- «¿Qué comentarios positivos has recibido últimamente de los pacientes?».
- «¿Qué se podría mejorar?».
- «¿Con qué frecuencia tus pacientes recomiendan tus servicios? Revisa cuántos pacientes nuevos llegan por recomendación».
- «¿Estás creando momentos memorables? Piensa en un detalle reciente que haya generado una sonrisa o una reseña positiva. ¿Puedes replicarlo?».

La fidelización comienza cuando el paciente siente que su experiencia con la clínica va más allá de lo esperado. Responde estas dos preguntas:

- ¿Cuándo fue la última vez que hiciste un seguimiento post tratamiento sin esperar nada a cambio?

- ¿Qué acciones puedes implementar hoy mismo para mantener una conexión auténtica con tus pacientes?

Si no tienes claro por dónde empezar, ¡no te preocupes! Este libro está diseñado para ayudarte a descubrirlo.

¡Consigue que tus pacientes sean embajadores de tu clínica!

Programa un día de revisión de experiencias, dedica un día al mes para revisar las opiniones de tus pacientes. Piensa en cómo podrías sorprenderlos:

- un detalle de cumpleaños;
- un mensaje personalizado de agradecimiento;
- una invitación a un evento exclusivo de la clínica.

¿Tienes un paciente cuya vida ha cambiado con tu tratamiento? Con su permiso, comparte su historia (incluso de forma anónima) en redes sociales o en tu clínica. Esto inspira confianza en otros.

💡**Mini reto de fidelización para tu equipo:** Propón a tu equipo que cada uno encuentre una forma creativa de hacer que un paciente se sienta especial esta semana. Luego que compartan los resultados en una reunión breve.

Ejemplo: Una recepcionista podría anotar que el paciente mencionó estar nervioso y ofrecerle un té relajante en su próxima visita; un doctor podría enviar un mensaje de felicitación por haber completado un tratamiento largo.

Ejemplo práctico 1: Un paciente finaliza un tratamiento de ortodoncia. Se le hace una llamada de seguimiento una semana después para conocer su satisfacción. Durante la llamada, se le informa sobre un programa de referidos exclusivo, con beneficios claros por cada nuevo paciente que recomiende.

Entre las opciones, podemos destacar:

- Un 20 % de descuento en un tratamiento de blanqueamiento dental.
- Una tarjeta de regalo para cualquier tienda, valorada en 100 €.

- 150 puntos en su programa de fidelización, acumulables para tratamientos gratuitos o servicios adicionales en la clínica.

Impacto y beneficio para la clínica

- Cada paciente referido representa **0 € en inversión de *marketing***, lo que aumenta la rentabilidad del esfuerzo.
- La probabilidad de conversión de un paciente referido es cercana al **99 %**, ya que viene con la confianza respaldada por la recomendación de alguien cercano.
- Esto minimiza el esfuerzo de venta, ya que el paciente ya está predispuesto a aceptar el servicio gracias a la experiencia positiva de su referente.

Conclusión: Este tipo de programas no solo fidelizan a los pacientes actuales, sino que también generan un flujo constante de nuevos pacientes, maximizando el impacto y reduciendo costes de adquisición.

Recuerda: La fidelización no es solo un concepto; es una práctica activa. ¿Qué puedes hacer hoy para que tu paciente sienta que tomó la mejor decisión al elegir tu clínica?

4.6 Presupuestos

El presupuesto no es solo números; es la clave para convertir interés en acción y dudas en confianza.

No se trata solo de entregar un papel; es una oportunidad para comunicar el valor del tratamiento y la clínica, resolver dudas, y generar confianza. Un presupuesto bien diseñado y presentado puede marcar la diferencia entre un paciente que se compromete y otro que se va con dudas.

Pilares fundamentales para la presentación de presupuestos:

1. Personalización del presupuesto. Cada paciente tiene necesidades y expectativas únicas, por lo que cada presupuesto debe reflejar esa individualidad. La personalización es clave para generar conexión y mostrar que estamos enfocados en sus objetivos.

Si un paciente está buscando un tratamiento de ortodoncia, asegúrate de incluir fotos de su sonrisa actual y ejemplos de cómo quedará al finalizar el tratamiento.

Si el paciente tiene inquietudes sobre su salud dental, explica cómo el tratamiento no solo mejorará su estética, sino que también contribuirá a su bienestar general, como la alineación de los dientes y la mejora de la mordida.

Evita tecnicismos que puedan generar confusión. Usa un lenguaje sencillo, que permita al paciente comprender claramente los beneficios del tratamiento y cómo se logrará.

2. Transparencia. Un presupuesto claro y honesto no solo evita malentendidos, sino que también genera una relación de confianza. Los pacientes necesitan saber exactamente por qué están pagando y qué están recibiendo.

Detalla qué está incluido en el presupuesto: número de visitas necesarias, materiales utilizados, sesiones de seguimiento, etc.

Explica cualquier posible variable que pueda afectar al precio, como posibles complicaciones o cambios en el tratamiento debido a circunstancias imprevistas.

Ofrece opciones de financiación claras y sin letra pequeña para que el paciente entienda todas las condiciones.

3. Opciones de pago flexible. La forma en que los pacientes pueden pagar es fundamental para facilitar la decisión. Ofrecer alternativas de pago no solo hace que el tratamiento sea accesible, sino que también muestra que te importa la situación financiera de cada paciente.

Ofrece un descuento significativo si el paciente paga el tratamiento completo de una sola vez.

Proporciona opciones de financiación sin intereses, con plazos accesibles que permitan al paciente pagar cómodamente.

Personaliza las opciones de pago en función de las necesidades de cada paciente, considerando su situación económica.

4. Lenguaje corporal y comunicación. La manera en que presentas el presupuesto es tan importante como el contenido en sí. La comunicación no verbal juega un papel crucial en este proceso.

Mantén una postura abierta y amigable. Evita los brazos cruzados, ya que esto puede percibirse como una barrera.

Usa un tono de voz claro, confiado y cálido, que transmita seguridad y profesionalismo.

Mira al paciente a los ojos para mostrarle que estás genuinamente interesado en su bienestar. Esto fomenta una relación de confianza.

Haz pausas durante la explicación, permitiendo que el paciente asimile la información y tenga tiempo para hacer preguntas.

Caso real

Óscar ha acudido a la clínica interesado en un tratamiento de ortodoncia invisible, pero tiene algunas dudas respecto al precio y la duración del tratamiento. Ha escuchado que los costes pueden variar y le preocupa que el tratamiento termine siendo más caro de lo que puede afrontar.

Paso 1: Presentación del presupuesto

Una vez que Óscar ha sido evaluado por el ortodoncista, el profesional de la clínica le presenta el presupuesto detallado, mostrando todo lo que está incluido en el tratamiento.

¿Qué se detalla en el presupuesto?

- **Diagnóstico inicial.** Se explica el diagnóstico personalizado de su sonrisa, incluyendo la alineación de los dientes, las razones por las que el tratamiento es necesario y cómo mejorará su salud dental y estética.
- **Procedimiento y materiales.** El presupuesto detalla el procedimiento completo, desde la colocación inicial de los alineadores hasta las sesiones de revisión. También se especifica el tipo de material que se usará, en este caso alineadores invisibles, y las ventajas que ofrecen en comparación con los aparatos tradicionales (menos molestias, estética discreta, mayor comodidad).
- **Duración del tratamiento.** Se establece una estimación del tiempo que llevará el tratamiento, en este caso entre 12 y 18 meses, con revisiones periódicas cada 6-8 semanas.
- **Costes totales y desglosados.** En lugar de una cifra global, el presupuesto desglosa el coste de cada fase del tratamiento:
    - estudio inicial;
    - planificación y seguimiento inicial;
    - revisión periódica y ajustes;
    - materiales y retención postratamiento.

- **Opciones de pago.** El presupuesto incluye varias alternativas para facilitar el pago:
    - Un 5 % de descuento si Óscar paga el total por adelantado.
    - Financiación sin intereses en hasta 48 meses, con pagos mensuales adaptados a su capacidad económica.
    - Si Óscar recomienda a un amigo o familiar, obtiene 100 € de descuento adicional en futuras consultas o tratamientos.

o Todos los familiares y amigos de Óscar tendrán un descuento del 10 % en los tratamientos de ortodoncia.

Paso 2: Claridad y transparencia

El presupuesto está diseñado con un lenguaje claro y accesible, eliminando cualquier término técnico que pueda causar confusión. Se incluye un gráfico visual que muestra el progreso esperado de su tratamiento, con imágenes comparativas de cómo se verá su sonrisa antes y después del tratamiento.

Además, el profesional aclara las posibles variables que podrían alterar el coste, como:

- La posibilidad de que el tratamiento requiera más tiempo si los dientes no responden como se esperaba, en el caso de que no tengamos incluidos los refinamientos.
- El coste de los alineadores adicionales en caso de pérdida o daño de algún alineador.
- Si la retención final no está incluida en el presupuesto, es esencial informar al paciente sobre el coste adicional de este servicio para evitar sorpresas y garantizar que el paciente esté completamente consciente de todos los gastos asociados al tratamiento.

Paso 3: Presentación de opciones de financiación

Óscar se siente más tranquilo al ver que el presupuesto incluye opciones flexibles adaptadas a su situación personal. Se le explica que la financiación sin intereses hasta 48 meses hace que el tratamiento sea más accesible, sin generar presión económica.

Además, se le detallan las ventajas adicionales que ofrece la entidad financiera, como la posibilidad de adelantar cuotas o liquidar el saldo restante de la financiación sin cargos adicionales, brindándole aún más control sobre su forma de pago.

Paso 4: Resolución de dudas y compromiso

Antes de tomar la decisión, Óscar tiene algunas dudas sobre el cuidado de los alineadores, el tiempo que llevará ver resultados visibles y el proceso de ajuste durante las revisiones. El profesional responde a cada pregunta con detalle, mostrando ejemplos de casos anteriores con resultados satisfactorios.

Consejo adicional: El profesional menciona que Óscar tiene la posibilidad de ver una simulación de su tratamiento con tecnología avanzada, lo que le da una visión más clara del antes y después.

Paso 5: Confirmación del compromiso

Después de revisar todo el presupuesto, Óscar se siente tranquilo, comprendido y confiado. La claridad y la personalización del presupuesto le han dado la seguridad de que está tomando una decisión informada. El profesional aprovecha el momento para hacer una pequeña pausa, observando si Óscar tiene alguna otra duda.

Óscar decide que el plan de financiación a doce meses es la mejor opción para él. Además, agradece el trato personalizado y decide seguir adelante con el tratamiento, firmando el presupuesto en ese mismo momento.

Este enfoque integral no solo asegura que el paciente quede satisfecho con su decisión, sino que también genera un flujo constante de pacientes referidos, todo gracias a la presentación detallada, transparente y personalizada del presupuesto.

💡**Ahora te propongo realizar una revisión del modelo de presupuestos de tu clínica.** Cuando regreses a la clínica, tómate un momento para responder este *checklist* sobre tus presupuestos y verificar si cumplen con los requisitos y estándares que buscamos:

ÁREA	PREGUNTA	SÍ	NO
1. Personalización del presupuesto	¿El presupuesto está adaptado específicamente al paciente, incluyendo detalles sobre su diagnóstico y necesidades?		
	¿Se destacan los beneficios que el tratamiento traerá para el paciente, tanto en términos de salud como de estética?		
	¿El presupuesto incluye fotos iniciales o simulaciones de resultados, si es relevante?		
	¿Se utiliza un lenguaje claro y positivo, evitando tecnicismos innecesarios?		
2. Transparencia total	¿El presupuesto especifica claramente qué está incluido en el tratamiento (materiales, consultas, seguimiento)?		
	¿Se detallan todas las posibles variables que podrían influir en el coste final (posibles tratamientos adicionales, costes de revisión, etc.)?		
	¿Se proporciona una explicación detallada de todas las opciones de financiación sin letra pequeña ni condiciones ocultas?		
	¿El presupuesto aclara si hay costes adicionales, como el de retención final o visitas de seguimiento?		
3. Opciones de pago flexible	¿Se ofrecen diferentes opciones de pago (descuento por pago completo, financiación sin intereses, pagos a plazos)?		
	¿Las opciones de financiación son claras, mostrando los plazos, las cuotas mensuales y cualquier cargo adicional?		
	¿Se detallan las ventajas de pagar al contado (descuentos adicionales, ventajas exclusivas)?		
	¿Las opciones de pago son lo suficientemente flexibles como para adaptarse a la situación financiera del paciente?		
4. *Timing* perfecto	¿Se presenta el presupuesto lo antes posible, idealmente en la misma consulta en que se diagnostica al paciente?		

	¿El presupuesto se entrega sin demoras innecesarias, asegurando que el paciente no pierda interés o sienta incertidumbre?		
	¿El paciente tiene tiempo suficiente para revisar y hacer preguntas antes de tomar una decisión?		
5. Lenguaje corporal y comunicación	¿El presupuesto es entregado de manera confiada y profesional, con un tono de voz positivo y seguro?		
	¿Se explica el presupuesto con claridad y se toman pausas para que el paciente pueda hacer preguntas sin sentirse apresurado?		
	¿Se mantiene un contacto visual adecuado durante la entrega del presupuesto para transmitir confianza y compromiso?		
	¿Se presentan opciones y respuestas de manera que el paciente se sienta acompañado, y no presionado?		
6. Cierre de presupuesto	¿El presupuesto incluye una acción clara para que el paciente tome una decisión (ejemplo: «El presupuesto tiene una validez hasta el 30 de septiembre»)?		
	¿Se ofrece una opción para responder preguntas adicionales, ya sea por correo, teléfono o una consulta adicional?		
	¿El presupuesto deja claro cómo proceder en caso de aceptar o rechazar el tratamiento, sin presiones?		

Estas preguntas están diseñadas para ayudarte a que tus presupuestos sean transparentes, accesibles y efectivos, motivando al paciente a tomar una decisión informada y confiada.

Si has respondido «sí» a la mayoría de estas preguntas, ¡vas por el buen camino! Estás creando presupuestos que no solo informan, sino que motivan y generan confianza.

Si algunas preguntas no están completamente cubiertas, ¡no te preocupes! Aprovecha esta oportunidad para hacer pequeños ajustes. Cada cambio mejora la experiencia del paciente y te acerca más a la conversión. ¡Sigue trabajando en ello y verás resultados!

4.7 Métodos de pago

Los métodos de pago en una clínica odontológica son mucho más que un simple trámite: son una herramienta estratégica para mejorar la experiencia del paciente y aumentar la aceptación de presupuestos. Ofrecer alternativas flexibles y claras puede marcar la diferencia entre un «lo pensaré» y un «¡hagámoslo!».

Claves para establecer métodos de pago efectivos

1. **Flexibilidad ante todo.** Cada paciente tiene una situación económica distinta. Ofrecer variedad en las formas de pago les da confianza para comprometerse con los tratamientos.

2. **Transparencia y simplicidad.** Evita confusiones. Asegúrate de que los pacientes entiendan cada detalle, desde los plazos hasta los intereses (si los hay).

3. **Accesibilidad digital.** Los métodos digitales y las plataformas *online* no solo facilitan el proceso, sino que también ofrecen comodidad al paciente, permitiéndole realizar pagos desde casa.

Opciones de pago recomendadas

1. **Pago completo al contado:**

- Beneficios para la clínica: reducción del riesgo de impago y mejora inmediata de la liquidez.
- Incentivo para el paciente: ofrece descuentos atractivos (5-10 %) por optar por esta modalidad.

Ejemplo práctico: «Si decides pagar todo al contado, obtendrás un descuento del 8 %, lo que reduce tu presupuesto total de 2.500 € a 2.300 €».

2. **Financiación sin intereses ni comisión de apertura.** Esta opción es ideal para cualquier tratamiento, ya que permite a los pacientes distribuir el coste de manera cómoda y sin presión financiera. Además, elimina barreras comunes, como los intereses o los costes ocultos, aumentando significativamente la aceptación de presupuestos.

Claves: Asegúrate de que los plazos sean razonables (3, 6 y 12 meses). Comunica de forma clara las condiciones.

Ejemplo práctico: «Tu tratamiento cuesta 2.400 €. Puedes financiarlo a 12 meses sin intereses ni comisión de apertura, pagando solo 200 € al mes».

*Aunque la clínica debe pagar una comisión (conocida como «descuento» por las entidades financieras), esta inversión tiene un alto retorno debido al incremento en la aceptación de presupuestos.

3. **Financiación con comisión de apertura.** Cuando el paciente necesita más tiempo, ofrécele plazos extendidos sin intereses y con comisión de apertura.

Claves: Detalla el coste final con la comisión ya incluida en la cuota final y el detalle de la comisión de apertura escrito en porcentaje. Esto me funciona muy bien, ya que no es lo mismo ver 150 € que 2 %. Asegúrate de que la tasa sea competitiva.

Ejemplo práctico: «Puedes financiar tu tratamiento a 36 meses con una cuota de 80 € mensuales, con la cuota de comisión de apertura incluida».

* La entidad financiera con porcentajes más bajos con la que yo trabajo es CajaSur Banco SAU que pertenece al grupo Kutxabank. Las tarifas negociadas con ellos son las más bajas del mercado financiero.

* El acuerdo está firmado con la venta del libro, por lo que, si deseas tener estas condiciones, ponte en contacto conmigo y te facilito este acuerdo.

4. **Pagos fraccionados sin financiación.** No requiere intermediarios ni genera intereses para el paciente. Lo ofreces desde la propia clínica.

Claves: Divide el coste total en tres o cuatro pagos para garantizar que el tratamiento se liquide rápidamente, facilitando la gestión financiera de la clínica.

Ejemplo práctico: «Puedes pagar en cuatro partes: 25 % al inicio y el resto en tres cuotas iguales en cada consulta».

5. Tarjetas de crédito y débito. Acepta las principales tarjetas y comunica claramente si hay algún cargo adicional por el uso de la tarjeta.

6. Transferencia bancaria. Útil para pacientes internacionales o pagos anticipados. Asegúrate de confirmar los pagos antes de iniciar los tratamientos.

7. Monederos virtuales o pagos digitales.
Ejemplo: Bizum, PayPal o plataformas locales de pago digital.
Proporciona instrucciones claras para su uso.

Por último, y mi recomendación es considerar criptomonedas como método de pago en tu clínica.

Con el avance de la tecnología financiera y la creciente adopción de criptomonedas, incluir esta opción en tu clínica puede posicionarte como un negocio innovador y adaptado a las nuevas tendencias económicas. Aunque aún no es un método masivo, aceptar criptomonedas puede abrirte a un segmento de pacientes modernos y tecnológicamente avanzados.

Ventajas de aceptar criptomonedas

1. Mostrar apertura a métodos de pago innovadores te convierte en una clínica moderna y accesible para pacientes que ya utilizan criptomonedas en su día a día.
2. Las transacciones con criptomonedas son rápidas y seguras, sin la necesidad de intermediarios, como bancos, lo que reduce el tiempo de procesamiento y las comisiones.
3. Comparado con métodos tradicionales, como tarjetas de crédito, las comisiones en criptomonedas suelen ser más bajas.
4. Facilita los pagos de pacientes internacionales que prefieren usar criptomonedas para evitar conversiones de divisas y tarifas adicionales.
5. Destacar en un mercado competitivo con esta opción puede mejorar tu reputación y atraer pacientes más jóvenes o innovadores.

Pasos para implementar pagos con criptomonedas

Infórmate y elige una plataforma confiable. Investiga procesadores de pago. Estas plataformas actúan como intermediarios, convirtiendo las criptomonedas en moneda local si prefieres evitar la volatilidad.

Define las criptomonedas que aceptarás.

Crea una billetera segura para recibir pagos directamente o utiliza una plataforma que los convierta automáticamente a euros.

Asegúrate de que tu personal entienda cómo funcionan las criptomonedas y cómo procesar transacciones.

Incluye información sobre pagos con criptomonedas en tu página web, en la recepción de la clínica y en tus redes sociales.

Lo más importante: Consulta con un profesional especializado en el área para asegurarte de que cada detalle esté perfectamente gestionado. Contar con un experto te permitirá implementar este sistema de manera segura, eficiente y ajustada a las normativas vigentes, garantizando que tu clínica aproveche al máximo los beneficios sin riesgos innecesarios.

4.8 Objeciones de pacientes

El cierre de ventas en una clínica dental no es solo un trámite: es el momento decisivo donde el paciente elige confiar en ti y en tu equipo para transformar su salud y su sonrisa. Es un instante clave, cargado de emociones y expectativas, que puede marcar la diferencia entre un «lo pensaré» y un «¿cuándo puedo empezar?».

¿El secreto para un cierre exitoso? Empatía, persuasión y una comunicación clara.

Te invito a imaginarlo: estás frente a un paciente lleno de dudas, quizás preocupado por el coste o temeroso de los resultados. ¿Cómo puedes convertir ese momento de incertidumbre en confianza y compromiso? Aquí te dejo estrategias, ejemplos reales y casos prácticos que te ayudarán a dominar el arte del cierre de ventas.

Estrategias clave para un cierre efectivo

La primera estrategia es el arte del cierre de ventas.

Estos son los puntos a tener en cuenta:

1. Resolver todas las dudas antes del cierre. Un paciente con dudas es un paciente que difícilmente tomará una decisión. Por ello, antes de cerrar, es fundamental despejar cualquier inquietud, desde lo económico hasta el proceso del tratamiento.

Cómo hacerlo: Dedica tiempo a escuchar lo que preocupa al paciente sin interrumpir. Haz que sienta que sus dudas son válidas y comprensibles.

Ejemplo práctico:

- Paciente: «¿Y si no puedo adaptarme a los alineadores invisibles?».
- Respuesta: «Es una pregunta muy común. Tenemos un periodo de adaptación que acompañamos con controles frecuentes. Además, nuestros pacientes suelen sentirse cómodos después de la primera semana. Si en tu caso necesitas ajustes, estamos aquí para ayudarte».

2. Transmitir urgencia sin presión. El sentido de urgencia puede motivar al paciente a tomar una decisión, pero es importante evitar que se sienta presionado. Utiliza frases que reflejen la importancia de actuar pronto mientras mantienes un tono positivo.

Cómo hacerlo: Enfócate en beneficios temporales, como precios especiales o disponibilidad limitada. Evita presionar con frases como «tienes que decidir ahora mismo».

Ejemplo práctico: «Tenemos un plan de financiación sin intereses que estará disponible solo hasta finales de este mes. Es una gran oportunidad para que puedas iniciar el tratamiento sin preocuparte por el coste».

3. Apelar a los beneficios emocionales y funcionales. Los pacientes no solo buscan solucionar un problema funcional, sino también mejorar su autoestima y bienestar emocional. Haz que visualicen cómo será su vida después del tratamiento.

Cómo hacerlo: Habla de los resultados en términos personales y positivos. Invita al paciente a imaginar el impacto del tratamiento en su día a día.

Ejemplo práctico: «Imagínate entrando a esa reunión importante o saliendo en tus fotos de vacaciones con una sonrisa perfecta. Este tratamiento no es solo funcional: es un cambio en tu calidad de vida».

Caso 1: Paciente con dudas sobre con el precio

Situación: Elena necesita un tratamiento de ortodoncia invisible, pero está preocupada porque lo considera un gasto elevado y teme no poder afrontarlo.

Acción:

- **Primera respuesta:** Asegúrate de empatizar con su preocupación.

Ejemplo: «Elena, entiendo perfectamente que este tratamiento representa una inversión importante. Muchos de nuestros pacientes sienten lo mismo al principio».

- **Desglose del valor:** Explica detalladamente qué incluye el tratamiento.

Ejemplo: «Este tratamiento incluye el *pack* completo de alineadores para todo tu tratamiento, las visitas de seguimiento, los ajustes necesarios y una garantía de cinco años. Esto asegura que no tendrás costes adicionales inesperados».

- **Opciones de financiación:** Presenta opciones flexibles y accesibles.

Ejemplo: «Tenemos un plan de financiación sin intereses que te permite pagar el tratamiento en cuotas de 75 € al mes. Así puedes cuidar de tu salud sin preocuparte por el coste inicial».

- **Apoyo visual:** Muestra testimonios y casos similares.

Ejemplo: «Permíteme mostrarte fotos de pacientes como tú, que estaban preocupados por el coste al principio, pero ahora están felices con los resultados. ¿Te gustaría conocer sus historias?».

Caso 2: Paciente indeciso sobre los resultados

Situación: Pablo está considerando un tratamiento de blanqueamiento dental, pero tiene dudas sobre su efectividad. Teme invertir tiempo y dinero en algo que no cumpla con sus expectativas.

Acción:

- **Primera respuesta:** Válida sus dudas y crea confianza.

Ejemplo: «Pablo, es normal tener dudas sobre los resultados. Queremos asegurarnos de que estés completamente satisfecho, por eso adaptamos cada tratamiento a tus necesidades».

- **Demostración visual:** Usa herramientas que muestren resultados potenciales.

Ejemplo: «Podemos hacer una simulación rápida para que veas cómo podría quedar tu sonrisa después del tratamiento. Además, aquí tienes fotos de otros pacientes que han pasado por el mismo proceso».

- **Garantía de satisfacción:** Refuerza la confianza ofreciendo seguridad.

Ejemplo: «Nuestro tratamiento incluye controles de seguimiento para asegurarnos de que obtengas los resultados que deseas. Si necesitas ajustes, los realizamos sin coste adicional».

- **Beneficios emocionales:** Destaca cómo el tratamiento puede impactar su vida.

Ejemplo: «Imagínate lo cómodo que te sentirás mostrando tu sonrisa en fotos o en reuniones importantes».

Estrategia 2: el peor aliado del equipo de ventas

Las objeciones son oportunidades disfrazadas.

Cada pregunta o inquietud del paciente es una señal de interés que, si se maneja con empatía y profesionalismo, puede transformarse en un «sí» definitivo. Escuchar atentamente y responder de forma clara y empática es la clave para superar estas barreras.

Podríamos definir la objeción como la búsqueda de una aclaración por parte del paciente, para efectuar una compra o solicitar un servicio.

La diferencia entre una objeción y una excusa es que la objeción es un impedimento real que puede frenar una venta; la excusa es una mentira piadosa, una forma educada de decir NO, y surge cuando no hemos sabido resolver las objeciones.

Las que son una excusa vienen a ser un reflejo normal de autodefensa, un deseo de llevar la contraria, un deseo de no dejarse convencer, un deseo de ocultar el interés, o bien un deseo de darse importancia.

Las objeciones sinceras responden a un deseo de asegurarse más o a un deseo de obtener una información más precisa y completa, y te permiten poner el foco en cuál es la motivación "no satisfecha" de tu paciente y profundizar más en ella.

¿Por qué aparecen las objeciones?

La mayoría de las personas muestran un vacile natural ante la decisión.

Este vacile se basa en el miedo a comprometerse y a cometer un error. Se dan largas al asunto, y aparecen las objeciones. En este momento los pacientes están tratando de hallar el modo de justificar la compra o las razones para negarse a comprar. De una u otra manera, quieren más información y esperan recibirla.

Ese «NO» preliminar y débil es una invitación a la discusión complementaria.

O bien nosotros vendemos nuestro producto, o bien el paciente nos vende una objeción o una excusa.

Cuando un paciente nos señala una objeción, nos da la oportunidad de resolver esa duda o miedo. Si no averiguamos los miedos, nunca sabremos sus posibles objeciones y en el cierre surgirán las excusas.

¿Cómo disminuir la importancia de las objeciones?

1. ESCUCHAR
2. PREGUNTAR. Se logrará descubrir si detrás de una objeción real se oculta otra falsa.
3. NO DISCUTIR. Esto solo le dará al paciente la impresión de que no le entendemos o que nunca lograremos entender su problema.

Te presento las cuatro objeciones más comunes:

Objeción 1: «Es demasiado caro»

Por qué sucede: Los pacientes pueden percibir el coste como un gasto más que como una inversión o pueden estar comparando precios con opciones más económicas, sin entender el valor añadido de tu clínica.

Respuesta: «Entiendo que el coste puede parecer elevado, pero este tratamiento no solo mejorará tu salud a largo plazo, sino que también te ahorrará costes futuros al prevenir problemas más serios. Además, tenemos opciones de pago flexibles para que puedas cuidar de tu salud sin presiones económicas».

Estrategia:

- **Desglose del valor:** Explica en detalle qué incluye el tratamiento (materiales, visitas, garantías). Ejemplo: «Este tratamiento incluye diez visitas, un seguimiento personalizado y materiales de alta calidad. Esto garantiza no solo los mejores resultados, sino también tu comodidad».
- **Opciones de financiación:** Presenta alternativas adaptadas. Ejemplo práctico: «El tratamiento cuesta 3.000 €, pero puedes pagarlo en cuotas de 250 € al mes sin intereses. Así es mucho más asequible».
- **Historias de éxito:** Comparte casos similares. «Uno de nuestros pacientes tenía las mismas dudas, pero ahora está encantado porque su inversión ha valido cada euro».

Objeción 2: «Necesito pensarlo»

Por qué sucede: El paciente puede estar abrumado por la información, inseguro de los resultados o simplemente no estar listo para tomar una decisión en ese momento.

Respuesta: «Es totalmente comprensible que quieras reflexionar antes de decidir. ¿Hay algo específico que podamos aclararte para ayudarte a tomar una decisión más informada?».

Estrategia:

- **Crear urgencia amigable:** Muestra los beneficios de actuar pronto sin presionar. Ejemplo: «Si decides reservar antes del 30 de este mes, podemos garantizarte este precio y la disponibilidad inmediata».
- **Seguimiento personalizado:** Programa un contacto futuro para resolver dudas. Ejemplo: «¿Te parece si te llamamos en un par de días para ver cómo podemos ayudarte a resolver cualquier inquietud?».
- **Ofrecer incentivos:** Añade un beneficio si deciden pronto. Ejemplo: «Si reservas esta semana, recibirás un kit de mantenimiento dental gratuito al finalizar el tratamiento».

Objeción 3: «No estoy seguro de los resultados»

Por qué sucede: El paciente teme que los resultados no cumplan sus expectativas o no está convencido del impacto positivo del tratamiento.

Respuesta: «Es normal querer estar seguro antes de tomar una decisión. Por eso utilizamos tecnología avanzada y un enfoque personalizado para garantizar los mejores resultados. ¿Te gustaría ver cómo quedarían tus dientes después del tratamiento?».

Estrategia:

- **Simulaciones visuales:** Usa herramientas tecnológicas para mostrar resultados. Ejemplo: «Con esta simulación digital, puedes ver cómo se verá tu sonrisa al finalizar el tratamiento».
- **Testimonios de pacientes:** Comparte experiencias reales. Ejemplo: «Aquí tienes un vídeo de otro paciente que tenía dudas similares y ahora está encantado con su nueva sonrisa».
- **Garantía de satisfacción:** Refuerza la confianza con garantías claras. Ejemplo: «Nuestro compromiso es que estés satisfecho. Si necesitas ajustes, los realizaremos sin coste adicional».

Objeción 4: «No puedo comprometerme ahora»

Por qué sucede: El paciente puede estar lidiando con limitaciones de tiempo, prioridades personales o dudas económicas.

Respuesta: «Entiendo que comprometerte ahora puede ser difícil. Por eso ofrecemos la posibilidad de reservar tu tratamiento y empezar cuando sea más conveniente para ti».

Estrategia:

- **Reserva flexible:** Permite al paciente fijar una fecha futura para empezar. Ejemplo: «Podemos reservarte una cita en un par de meses y asegurarte el precio actual sin compromiso inmediato».

- **Inicio gradual:** Ofrece la opción de empezar con pasos pequeños. Ejemplo: «Podemos comenzar con una consulta inicial y luego planificar el resto del tratamiento según tu disponibilidad».
- **Incentivo para comprometerse:** Proporciona un beneficio adicional por reservar ahora. Ejemplo: «Si reservas hoy,
recibirás un descuento del 10 % en tu próximo tratamiento».

Cómo implementar estas estrategias en tu clínica

- Asegúrate de que todos los miembros del equipo sepan
cómo manejar objeciones con empatía, seguridad y profesionalismo. La clave no es solo saber responder, sino conectar con el paciente y generar confianza.
- Desarrolla una guía con respuestas personalizadas a las
objeciones más comunes. Esto no solo ayudará a que el
equipo tenga una base sólida, sino que también garantizará
coherencia en la comunicación con los pacientes.
- Realiza reuniones periódicas para identificar qué objeciones se presentan con más frecuencia y qué respuestas están funcionando mejor. Ajusta el enfoque en función de la
experiencia y las necesidades reales de los pacientes.
- Organiza sesiones de *role-playing* en las que el equipo prac-
tique diferentes objeciones en un ambiente de aprendizaje
dinámico y sin presión. Convertirlo en un juego ayuda a
reforzar habilidades y a generar seguridad a la hora de enfrentarse a situaciones reales.
- Anima a tu equipo a compartir sus experiencias y aprendizajes en la gestión de objeciones. A veces una pequeña modificación en la forma de abordar una duda puede marcar la
diferencia entre una conversión y una oportunidad perdida.

Implementar estas estrategias no solo hará que tu equipo esté
más preparado, sino que también aumentará la tasa de aceptación
de tratamientos, mejorará la experiencia del paciente y fortalecerá
la imagen de tu clínica.

Recuerda: Cuantas más objeciones te pone tu
primera visita, más cerca está de ser tu paciente.

Capítulo 5.

Experiencia del paciente

> Cada detalle cuenta. La experiencia del paciente empieza antes de entrar a tu clínica y se prolonga mucho después de salir.

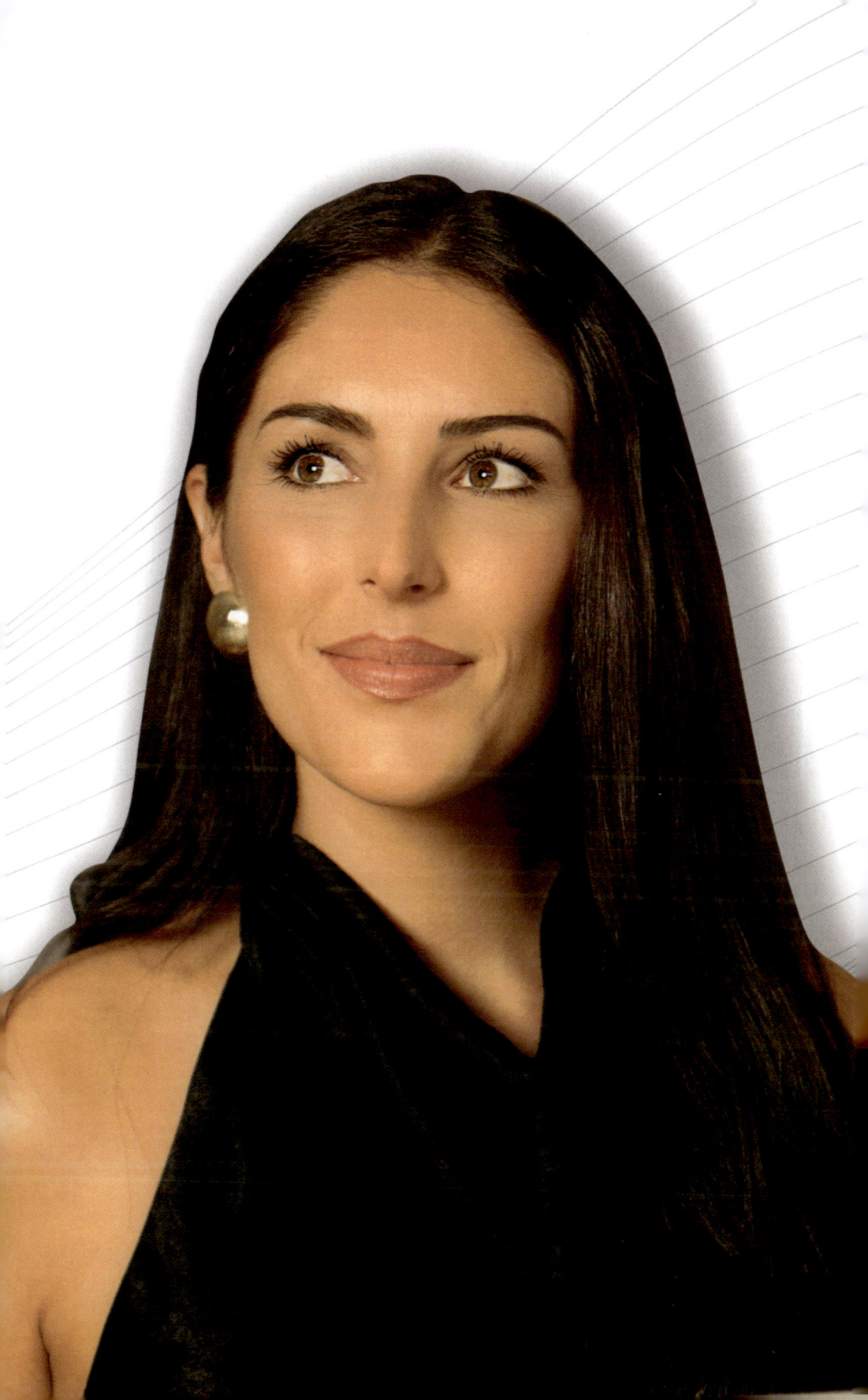

En este capítulo exploraremos cómo convertir cada interacción con tus pacientes en una oportunidad para dejar huella. Desde el momento en que cruzan la puerta de tu clínica hasta el cierre de su tratamiento, cada detalle cuenta.

Descubrirás cómo la primera impresión puede ser determinante y cómo un ambiente laboral positivo se refleja directamente en la experiencia del paciente.

También aprenderás a identificar qué te diferencia de la competencia y cómo usar eso a tu favor para destacar en el mercado.

Finalmente, abordaremos un tema esencial: las quejas. Lejos de ser un problema, las veremos como una herramienta para mejorar y fidelizar a tus pacientes.

Aquí tienes las claves para transformar cada interacción en una experiencia inolvidable.

¿Estás de acuerdo conmigo en que una excelente experiencia no solo genera pacientes fieles, sino también reseñas positivas y, lo más importante, recomendaciones?

La experiencia del paciente es el núcleo del éxito de cualquier clínica. Es aquí donde el servicio se convierte en el mejor aliado de tu *marketing*, atrayendo nuevos pacientes sin necesidad de una gran inversión publicitaria.

Para comenzar, responde estas preguntas:

1. ¿Cómo crees que se siente un paciente al cruzar la puerta de tu clínica por primera vez?

   a) Nervioso/a, pero con expectativas positivas.

   b) Relajado/a y seguro/a de estar en buenas manos.

   c) Ansioso/a por lo desconocido o por posibles tratamientos dolorosos.

   d) Indiferente, simplemente buscando resolver un problema.

2. ¿Qué impresión crees que tu clínica proyecta en el primer contacto?

   a) Moderna y profesional.

   b) Cálida y acogedora.

c) Neutra, sin destacar demasiado.

d) Un poco intimidante o fría.

3. ¿Cómo crees que el equipo de tu clínica es percibido por los pacientes en su primera interacción?

a) Muy amable, cercano y dispuesto a escuchar.

b) Profesional y eficiente, pero algo distante.

c) Formal, pero algo impersonal.

d) Desorganizado o poco atento.

4. Si tu equipo tuviera que mejorar un aspecto en la atención inicial, sería...

a) ser más empático y atento.

b) optimizar la puntualidad y organización.

c) explicar mejor los procedimientos y tiempos.

d) sonreír más y hacer que el paciente se sienta bienvenido.

Si no tienes respuestas claras a estas preguntas, no te preocupes. Empecemos con un cuestionario que te ayudará a evaluar y comprender el estado actual de la experiencia que ofreces en tu clínica. Contesta con sinceridad, pues esto es solo para ti y te servirá para ser más consciente del servicio que ofreces.

Primera impresión

1. ¿La recepción de la clínica es visualmente agradable y está siempre ordenada?

Sí / no / en proceso / no lo sé

2. ¿El equipo de recepción saluda al paciente de manera cordial y utiliza su nombre al recibirlo?

Sí / no / en proceso / no lo sé

3. ¿Se le ofrecen al paciente opciones para pasar la espera de manera agradable (wifi, libros, *tablets*, etc.)?

Sí / no / en proceso / no lo sé

4. ¿El tiempo de espera promedio es menor a diez minutos o se informa al paciente si habrá un retraso?

Sí / no / en proceso / no lo sé

5. ¿El paciente recibe una explicación clara sobre los pasos a seguir, como el tiempo de espera y el procedimiento inicial?

Sí / no / en proceso / no lo sé

Interacción del equipo

1. ¿Cada miembro del equipo se presenta con su nombre al paciente antes de iniciar el tratamiento?

Sí / no / en proceso / no lo sé

2. ¿Se dedican unos minutos a escuchar y entender las preocupaciones del paciente antes de comenzar?

Sí / no / en proceso / no lo sé

3. ¿El equipo utiliza un lenguaje claro y evita tecnicismos al explicar los procedimientos?

Sí / no / en proceso / no lo sé

4. ¿El paciente se siente acompañado durante el tratamiento y tiene la posibilidad de expresar incomodidades?

Sí / no / en proceso / no lo sé

Ambiente y comodidad

1. ¿La sala de espera ofrece comodidades como agua, café, revistas actualizadas o música ambiental relajante?

Sí / no / en proceso / no lo sé

2. ¿Los gabinetes están equipados con tecnología moderna y tienen un aspecto limpio y profesional?

Sí / no / en proceso / no lo sé

3. ¿La sala de espera tiene información actualizada sobre los servicios de la clínica (carteles, folletos, vídeos)?

Sí / no / en proceso / no lo sé

4. ¿Se toman medidas para minimizar la ansiedad del paciente, como el uso de música relajante o comunicación constante durante el procedimiento?

Sí / no / en proceso / no lo sé

Seguimiento postratamiento

1. ¿Se realiza una llamada de calidad o seguimiento después de cada tratamiento para asegurarse de que el paciente está satisfecho?

Sí / no / en proceso / no lo sé

2. ¿Se agradece al paciente por elegir la clínica, ya sea mediante un mensaje personalizado o en persona?

Sí / no / en proceso / no lo sé

3. ¿Se le recuerda al paciente de manera oportuna sus próximas citas mediante llamadas o mensajes?

Sí / no / en proceso / no lo sé

4. ¿El paciente recibe información sobre cuidados postratamiento, tanto oral como escrita?

Sí / no / en proceso / no lo sé

5. ¿Se fomenta que el paciente deje una reseña *online* o comparta su experiencia con otros?

Sí / no / en proceso / no lo sé

Vamos a analizar las respuestas

Total de respuestas «sí»:

- **12-14:** ¡Excelente! Tu clínica está ofreciendo una experiencia excepcional.
- **8-11:** Buen trabajo, pero hay margen para mejorar. Identifica los puntos «no», «en proceso» y «no lo sé» para afianzar la experiencia del paciente.
- **7 o menos:** Es hora de realizar cambios significativos en la experiencia que ofreces. Enfócate en las áreas críticas para destacar frente a la competencia.

💡**¿Qué tres cambios inmediatos puedes implementar en tu clínica para mejorar la experiencia del paciente?** ¡Apunta las ideas y actúa hoy mismo!

5.1 Desde la primera impresión hasta el final del tratamiento

La experiencia del paciente no comienza en el sillón dental ni termina al pagar el tratamiento. Cada interacción, desde que cruza la puerta hasta que finaliza su visita, es una oportunidad para marcar la diferencia y generar confianza, satisfacción y fidelización.

El recorrido del paciente es clave para una experiencia excepcional.

La primera impresión es difícil de cambiar, por lo que es crucial hacerlo bien desde el principio.

¿Qué debe suceder?

● El paciente debe ser recibido con una sonrisa genuina, su nombre y un ambiente acogedor.
● Asegúrate de que la recepción sea profesional, ordenada y esté diseñada para transmitir confianza.

Ejemplo: María llega a tu clínica por primera vez. La recepcionista la saluda amablemente: «¡Hola, María! Bienvenida a nuestra clínica. Estamos encantados de verte hoy. Por favor, toma asiento; enseguida te atenderemos. ¿Te gustaría un vaso de agua o un café mientras esperas?». Este simple gesto hará que María se sienta valorada desde el primer momento.

En mi opinión, la recepción debe estar impecable. Asegúrate de que el área de recepción esté limpia, organizada y acogedora. Un espacio visualmente agradable reduce la ansiedad inicial del paciente.

El paciente debe sentirse reconocido y valorado. Usa su nombre y demuestra interés genuino desde el primer momento.

Informa al paciente si hay algún retraso en su cita. La honestidad y la proactividad generan confianza.

Por último, ten folletos o vídeos en la sala de espera que expliquen los tratamientos de manera simple y visual. Esto ayuda a mantener la atención del paciente y genera interés en otros servicios.

Interacción durante la consulta. Cada momento con el paciente en la consulta debe transmitir empatía, profesionalismo y claridad.

¿Qué debe suceder?

- El equipo se presenta, explica los procedimientos de manera clara y escucha activamente las inquietudes del paciente.
- Durante el tratamiento, se mantiene una comunicación constante para asegurarse de que el paciente esté cómodo.

Ejemplo: Un paciente expresa preocupación por un tratamiento costoso. El odontólogo responde: «Entiendo tus inquietudes, pero este tratamiento no solo mejorará tu salud bucal, sino que también evitará complicaciones futuras que podrían ser más costosas. Déjame mostrarte cómo ha beneficiado a otros pacientes».

Te aconsejo que el equipo se presente con su nombre y cargo para humanizar la interacción. Dedica tiempo a escuchar las preocupaciones del paciente. Esto no solo refuerza la confianza, sino que también evita malentendidos.

Usa ejemplos visuales, como imágenes o diagramas, para explicar el diagnóstico y el tratamiento.

Mantén un tono de voz calmado, contacto visual y una postura abierta para transmitir seguridad.

El paciente debe sentir que el equipo está a su lado **durante todo el proceso**, no solo en el sillón.

¿Qué debe suceder?

- Realiza llamadas de calidad periódicas para conocer cómo se siente el paciente.
- Ofrece información sobre lo que puede esperar en las próximas etapas del tratamiento.

Ejemplo: Después de una sesión de ortodoncia, un miembro del equipo llama al paciente: «Hola, Javier. Soy Yolanda, de la clínica. Solo quería saber cómo te estás sintiendo después de la última sesión y si tienes alguna duda o pregunta que podamos resolver».

El final de la consulta es tan importante como el inicio, ya que es la última impresión que el paciente se lleva.

¿Qué debe suceder?

- Agradece al paciente por su confianza y recuérdale la fecha de su próxima cita.
- Refuerza su decisión de haber elegido tu clínica, mencionando algo positivo sobre su progreso o tratamiento.

Ejemplo: «Gracias por venir hoy, Vanesa. Has hecho un gran progreso con tu tratamiento; estamos muy contentos con los resultados que estamos logrando. Te esperamos en tu próxima cita el lunes 10 de octubre».

Pregunta si tienen comentarios sobre su experiencia para identificar áreas de mejora.

El cierre del tratamiento debe ser un momento de celebración y motivación para futuras visitas:

- Entrega de resultados:

  o Comparte imágenes del antes y después.
  o Reafirma los beneficios obtenidos y felicita al paciente por su compromiso.

- Invitación a reseñas y referidos:

  o Pide al paciente que deje una reseña sobre su experiencia.
  o Ofrécele un incentivo si refiere nuevos pacientes. Ejemplo: «Carmen, tus resultados son increíbles. Es maravilloso ver cómo tu sonrisa ha mejorado. Nos encantaría que compartas tu experiencia con otros, así más personas pueden beneficiarse de nuestros tratamientos. Si refieres a un amigo, te daremos un descuento en tu próxima visita o una tarjeta valorada en 100 €».

💡 Si te pidiera describir el recorrido del paciente en tu clínica, ¿lo harías con orgullo o con dudas?

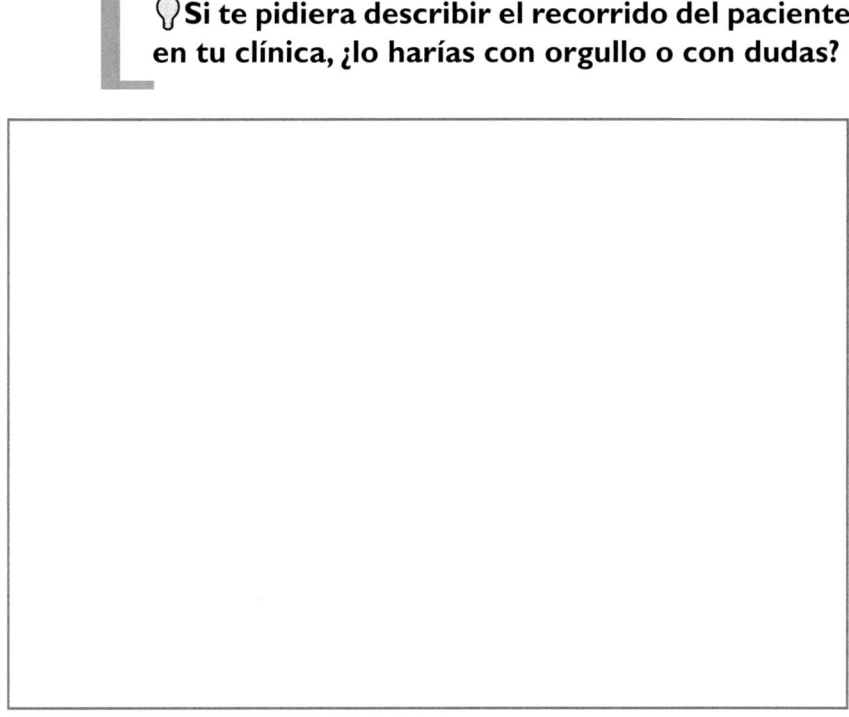

Optimiza cada interacción para que sea una oportunidad de crear una experiencia inolvidable y convertir a tus pacientes en embajadores de tu clínica.

¡El éxito está en los detalles!

5.2 La importancia del ambiente laboral

El ambiente laboral es el corazón de tu clínica. No importa cuán avanzados sean los equipos, cuán bellas sean las instalaciones o cuán competitivos sean los precios si el equipo no está alineado y satisfecho; esa energía se transmite al paciente.

¿Por qué el ambiente laboral es clave en una clínica dental?

Cuando el equipo está motivado y comprometido...

1. la atención al paciente es más cálida y profesional.
2. un equipo feliz sonríe más, escucha mejor y transmite confianza, lo que mejora la percepción de los pacientes.

3. la productividad aumenta, pues los trabajadores se enfocan en cumplir con sus responsabilidades sin distracciones relacionadas con conflictos o desmotivación.
4. se retiene el talento y se reduce la rotación de personal. Es fundamental para la estabilidad de la clínica, tanto desde un punto de vista operativo como financiero.
5. se fomenta la colaboración. Un equipo bien integrado trabaja unido para alcanzar los objetivos comunes en lugar de enfocarse solo en sus tareas individuales.

Aquí te muestro **claves para crear un ambiente laboral saludable:**

- **Ten con tu equipo una comunicación abierta y respetuosa.** ¿El equipo siente que sus opiniones son escuchadas? ¿Existen canales claros para compartir ideas o resolver conflictos? Fomenta reuniones semanales o mensuales donde todos puedan expresar ideas, preocupaciones o sugerencias. Implementa un sistema de retroalimentación constructiva entre los empleados y la dirección.

Ejemplo: Organiza un día de ideas mensual donde el equipo pueda proponer mejoras para la clínica. Reconoce y premia las ideas que se implementen.

- **¿Reconoces los logros individuales y del equipo?** ¿Y tu equipo siente que su esfuerzo es valorado? Agradece los logros individuales y grupales, ya sea en reuniones de equipo o de manera privada. Implementa pequeños incentivos, como empleado del mes o mejor actitud del mes.

Ejemplo: Después de una semana con agendas llenas, felicita al equipo en persona o en el grupo de WhatsApp: «¡Gran trabajo esta semana, equipo! Logramos atender al cien por cien de los pacientes sin retrasos y con una excelente actitud. Estoy muy orgulloso de todos».

Estos pequeños detalles marcan la diferencia en cómo el equipo ve a su líder.

- **¿Tu equipo tiene acceso a formación continua?** ¿Ofreces oportunidades para que se especialicen en nuevas áreas?

Crea oportunidades para que el equipo crezca profesionalmente con cursos, talleres o certificaciones. Invierte en la capacitación de tu personal para mejorar su desempeño y motivación.

Ejemplo: Regala a tu higienista un curso de actualización en blanqueamientos dentales, mostrándole que valoras su crecimiento y aportes a la clínica.

- **¿El área de descanso es cómoda y funcional?** ¿Las instalaciones de trabajo están en buen estado? Crea un área de descanso limpia, acogedora y equipada con agua, café y *snacks* saludables. Ofrece flexibilidad para que los empleados puedan tomar pequeños descansos durante la jornada.

Ejemplo: Decora el área de descanso con plantas, sofás cómodos y frases motivadoras. Asegúrate de que sea un espacio donde el equipo pueda desconectar unos minutos.

- **¿Cuántas actividades grupales has organizado para tu equipo en el último año?** ¿Reconoces y celebras los cumpleaños o eventos importantes de los miembros del equipo? Celebra los cumpleaños, aniversarios laborales o logros de la clínica. Organiza actividades fuera del trabajo, como cenas, escapadas de fin de semana o actividades deportivas.

Ejemplo: Sorprende al equipo con una comida después de alcanzar un objetivo mensual o con un desayuno especial en la clínica para comenzar el día con buen ánimo.

- **¿Tu equipo se siente cómodo expresando problemas o tensiones?** ¿Las discusiones se centran en el problema, y no en las personas? ¿Se fomenta un ambiente seguro para que todos puedan expresar sus puntos de vista? Actúa de inmediato ante tensiones o conflictos entre compañeros, y mantén una política clara y justa para abordar situaciones difíciles, siempre desde el respeto.

Ejemplo: Un día detectas que hay tensión entre la recepcionista y la higienista. Organiza una conversación privada con ambos para entender sus puntos de vista y mediar una solución.

💡**Pregunta:** De todas estas áreas, ¿cuál crees que tiene más impacto inmediato en tu clínica y qué acciones tomarías hoy mismo para mejorarla?

5.2 Análisis competitivo y diferenciación. ¿Cómo destacar en un mercado saturado?

DATO: España cuenta con aproximadamente 42.000 dentistas colegiados y unas 30.000 clínicas dentales. Se estima que hay aproximadamente una clínica dental por cada 1.580 habitantes.

La competencia en el sector dental es alta. **Diferenciarse no es un lujo: es una necesidad para captar y retener pacientes.** El análisis competitivo te permitirá entender qué están haciendo otras clínicas y cómo puedes ofrecer un valor único. En este apartado, te presentaré estrategias para realizar un análisis competitivo y destacar en el mercado.

¿Qué es el análisis competitivo?

El análisis competitivo es el proceso sistemático de investigar y comparar los servicios, precios, estrategias y puntos fuertes de las clínicas dentales que operan en tu área.

Este análisis no solo te permite comprender cómo posicionarte frente a tus competidores, sino también identificar oportunidades para destacar, mejorar y captar pacientes.

Analizar la competencia en tu área geográfica es esencial para entender cómo posicionar tu clínica y diferenciarte. Aquí te dejo una guía clara y práctica para hacerlo de manera efectiva. ¡Vamos a ello!

1. **Identifica a tus competidores más cercanos:**

    - Acción práctica:
        - o Usa herramientas como Google Maps o Yelp para ubicar las clínicas cercanas.
        - o Crea una lista con los nombres, direcciones y servicios principales que ofrecen.

2. **Visita sus perfiles digitales:**

    - Acción práctica:
        - o Investiga su presencia *online*: webs, redes sociales, reseñas en Google, Facebook o Instagram.

- o Analiza su diseño, contenido y las interacciones con los pacientes.

- Preguntas clave:
  - o ¿Tienen una web profesional y actualizada?
  - o ¿Publican contenido educativo o promocional?
  - o ¿Qué tono utilizan en redes sociales?

3. **Haz un *mystery shopping*:**

- Acción práctica:
  - o Llama o visita la clínica como si fueras un paciente interesado.
  - o Evalúa su proceso de atención: cómo te reciben, qué información te brindan y cómo presentan su presupuesto.

- Aspectos a observar:
  - o tiempo de espera;
  - o profesionalismo del equipo;
  - o claridad en la explicación de tratamientos.

4. **Compara precios y promociones:**

- Acción práctica:
  - o Recopila información sobre los precios de tratamientos clave, como limpieza dental, blanqueamiento, ortodoncia y tratamientos de implantes.
  - o Revisa si tienen descuentos, promociones o facilidades de pago.

5. **Analiza sus reseñas y reputación:**

- Acción práctica:
  - o Lee reseñas en plataformas como Google My Business o Doctoralia.
  - o Presta atención a las quejas frecuentes y a los puntos fuertes mencionados por los pacientes.

- Preguntas clave:
  - o ¿Los pacientes destacan su atención personalizada o tecnología?
  - o ¿Las quejas suelen ser sobre precios, tiempos de espera o resultado?

💡**Ahora vamos a ponernos manos a la obra para crear un análisis competitivo hoy mismo.** Investiga y responde:

Pregunta	Respuesta
¿Quiénes son tus principales competidores?	
¿Qué clínicas están ubicadas cerca de la tuya?	
¿Qué tamaño tienen (pequeñas, medianas, grandes)?	
¿Qué reputación tienen (reseñas, años en el mercado)?	
¿Cuál es su público objetivo principal?	
¿Qué servicios ofrecen que tú no tienes?	
¿Qué tratamientos específicos tienen disponibles?	
¿Usan tecnología avanzada (radiografías digitales, etc.)?	
¿Ofrecen opciones atractivas como financiación flexible?	
¿Qué opinan los pacientes de estas clínicas?	
¿Qué dicen las reseñas online sobre los competidores?	
¿Cuáles son los patrones más comunes en quejas?	
¿Cuáles son los aspectos positivos más destacados?	
¿Cómo son sus precios en comparación con los tuyos?	
¿Ofrecen precios más bajos, similares o más altos?	
¿Qué valor añadido justifican para sus precios?	
¿Cómo puedes destacar con los tuyos?	
¿Qué estrategias de marketing están usando?	
¿Qué tan activas son sus redes sociales?	
¿Utilizan campañas publicitarias en Google o Facebook?	
¿Tienen blogs, videos o contenido educativo?	

*Ejemplo práctico de análisis competitivo: **Clínica ABC vs. tu clínica***

Situación: La clínica ABC, ubicada en la misma zona, está atrayendo pacientes con una oferta muy competitiva, consultas iniciales gratuitas que incluyen radiografías digitales. Aunque este enfoque puede ser atractivo para algunos, no necesariamente significa que sea el mejor para todos los pacientes ni para la sostenibilidad de la clínica.

Diferencia clave detectada: La oferta de consultas gratuitas de la clínica ABC es difícil de igualar en términos de coste, pero presenta una oportunidad para diferenciarse ofreciendo algo de mayor valor percibido.

Tu estrategia: En lugar de competir en precio, decides enfocarte en destacar un servicio *premium* que aporte valor real al paciente y posicione a tu clínica como la opción más profesional y avanzada:

1. **Consulta inicial con escaneo digital 3D:**

   - Ofreces un diagnóstico completo utilizando tecnología avanzada que permite al paciente visualizar el estado actual de su boca.
   - Le presentas un plan de tratamiento personalizado en la misma consulta, lo que agiliza la toma de decisiones y transmite profesionalidad.

2. **Experiencia de usuario superior:**

   - Te aseguras de que las consultas se realicen puntualmente, una ventaja frente a las clínicas donde las demoras son comunes.
   - Ofreces café, té y agua de cortesía, con un ambiente cómodo que incluye música relajante o acceso a wifi.
   - Implementas un sistema de seguimiento posconsulta para responder dudas y reforzar el compromiso del paciente con el tratamiento.

3. Enfoque educativo durante la consulta:

En lugar de solo ofrecer un diagnóstico, aprovechas la consulta inicial para educar al paciente sobre su estado bucal y los beneficios de cada tratamiento. Esto genera confianza y hace que el paciente perciba tu clínica como más transparente y profesional.

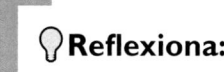**Reflexiona:**

- ¿Cuáles son las fortalezas únicas de tu clínica?

Ejemplo: «Somos los únicos en la zona que utilizamos escáneres intraorales en todas las primeras consultas».

- ¿Qué aspectos puedes mejorar frente a la competencia?

Ejemplo: «Nuestros tiempos de espera son más largos; necesitamos optimizar las agendas».

- ¿Cómo puedes posicionar tu clínica para resaltar frente a tus competidores?

Ejemplo: «Ofreceremos una experiencia *premium* a precios accesibles, con énfasis en tecnología y atención personalizada».

Con este análisis no solo comprenderás tu posición en el mercado, sino que podrás desarrollar estrategias claras y efectivas para diferenciarte de tus competidores.

Recuerdo que, en uno de los muchos *mystery shopping* que hemos realizado, la compañera de atención al paciente compartió reflexiones muy valiosas tras su experiencia en una primera consulta en otra clínica.

Observó que cuidaban cada detalle al máximo: el delantal de plomo utilizado para las radiografías era de calidad excepcional, y los presupuestos, aunque visualmente atractivos, estaban diseñados de una forma que resultaba confusa para los pacientes.

Descubrió, además, que la entidad financiera con la que trabajaban ofrecía mejores condiciones de interés que las que ella estaba facilitando en nuestra clínica con la misma entidad financiera.

Vivió en primera persona cómo aplicaban técnicas de cierre de venta, qué documentación adicional entregaban al paciente y otros aspectos relevantes.

Por ello te aconsejo profundamente que los involucres directamente en el proceso. Por ejemplo, al igual que yo, asigna a la persona encargada de atención al paciente la tarea de asistir a una primera consulta en una clínica competidora. Esta experiencia no solo nos ayudó a identificar áreas de mejora, sino también a implementar estrategias que han elevado significativamente la calidad de nuestro servicio.

5.3 Las quejas, una oportunidad para crecer

Las quejas, más que un problema, son espejos que reflejan las áreas de mejora en tu clínica. Un paciente que se toma el tiempo de compartir su insatisfacción está, de manera indirecta, ofreciéndote una oportunidad de oro: escuchar, corregir y reforzar la confianza que depositó en ti desde el primer momento. Ignorar una queja es perder no solo a ese paciente, sino también a los posibles referidos que nunca llegarán debido a su experiencia negativa.

💡**Ahora completa este *checklist* para evaluar cómo gestionas actualmente las quejas en tu clínica:**

1. ¿Sabes quién es el responsable de recibir las quejas?

   - Sí
   - No

2. ¿El paciente tiene acceso a un canal claro para expresar sus quejas (correo, formulario *online*, teléfono, en persona)?

   - Sí
   - No

3. ¿Registras inmediatamente la queja?

   - Sí
   - No

4. ¿Permites al paciente explicar su queja sin interrumpirlo?

   - Sí
   - No

5. ¿Tomas notas detalladas sobre lo ocurrido mientras el paciente habla?

- Sí
- No

6. ¿Le informas al paciente cuánto tiempo tardarás en resolver el problema?

- Sí
- No

7. ¿Tu equipo está capacitado para gestionar quejas con empatía y profesionalismo?

- Sí
- No

8. ¿Tienes reuniones regulares para analizar las quejas y buscar soluciones a largo plazo?

- Sí
- No

9. ¿El equipo comparte aprendizajes tras resolver una queja?

- Sí
- No

10. ¿Mantienes un registro detallado de todas las quejas recibidas?

- Sí
- No

11. ¿Revisas este registro periódicamente para identificar patrones o áreas de mejora?

- Sí
- No

12. ¿Rediseñas procesos internos basándote en las quejas recurrentes?

- Sí
- No

13. ¿Confirmas con el paciente si está satisfecho con la solución proporcionada?

- Sí
- No

14. ¿Haces un seguimiento posresolución para reforzar la relación con el paciente?

- Sí
- No

15. ¿Agradeces al paciente por su tiempo y retroalimentación?

- Sí
- No

Vamos con los resultados:

- **12-15 *checkmarks*:** ¡Tu gestión de quejas es excelente! Aunque tu sistema es sólido, siempre hay margen para perfeccionar:

    - o Implementa una encuesta trimestral para que los pacientes evalúen el manejo de quejas. Esto te permitirá ajustar pequeños detalles y seguir mejorando.
    - o Premia a los empleados que destaquen en la resolución de quejas con incentivos o reconocimientos públicos.
    - o Establece talleres anuales donde el equipo reflexione sobre casos complejos y desarrolle nuevas estrategias para la gestión de quejas.

- **8-11** *checkmarks:* Vas por buen camino. Pero aún hay áreas que puedes optimizar:

  o Analiza los pasos actuales para manejar quejas y detecta posibles cuellos de botella. ¿Hay demoras en la comunicación con el paciente? ¿Es claro el flujo de responsabilidad?

  o Organiza talleres específicos en comunicación empática y resolución de conflictos. *Role-playing* puede ser una herramienta valiosa para mejorar la interacción con pacientes descontentos.

  o Asegúrate de que siempre haya una persona asignada para gestionar quejas, con habilidades específicas para resolver conflictos.

  o Implementa un sistema que automatice el seguimiento de quejas resueltas y garantice que el paciente reciba una actualización o llamada posterior.

- **Menos de 8** *checkmarks:* ¡Es hora de implementar mejoras!

  o Diseña un flujo sencillo con los siguientes pasos: recepción de la queja, análisis del problema, resolución y seguimiento. Usa herramientas como hojas de cálculo o *software* básico para organizarte.

  o Define un canal único y accesible para que los pacientes puedan expresar sus problemas (correo específico, formulario en la web o número telefónico directo).

  o Realiza una reunión con tu equipo para enseñarles cómo escuchar activamente y responder con empatía. Usa ejemplos prácticos.

  o Crea un registro donde se documenten todas las quejas y sus resoluciones. Esto ayudará a identificar patrones recurrentes.

  o Desarrolla plantillas de respuesta para comunicar al paciente que su queja está siendo gestionada. Ejemplo: «Gracias por tu comentario, lo estamos revisando y te contactaremos en un máximo de x días».

o Programa reuniones mensuales para revisar las quejas y analizar cómo mejorar los procesos. Este hábito fomentará una cultura de aprendizaje en tu clínica.

Transforma las quejas en oportunidades.

Las quejas pueden ser un tesoro disfrazado de problema. Cada comentario negativo es una ventana abierta para entender mejor a tus pacientes, ajustar tus procesos y mejorar la percepción de tu clínica.

¿Cómo convertir una queja en una oportunidad?

1. **Escucha al paciente con total atención, sin interrupciones ni juicios.** El simple hecho de sentirse escuchado reduce el nivel de frustración.

Ejemplo: Una paciente se queja de haber esperado demasiado para su cita. Responde: «Entiendo completamente lo molesto que puede ser tener que esperar más de lo esperado. Gracias por hacérnoslo saber, queremos asegurarnos de que esto no vuelva a ocurrir».

2. **Haz que el paciente se sienta valorado por expresar su opinión.** Reconoce que su comentario te ayudará a mejorar.

Frase clave: «Agradecemos mucho que te hayas tomado el tiempo para decirnos esto. Nos ayuda a identificar áreas donde podemos mejorar».

3. **Actúa con rapidez para solucionar el problema.** Una respuesta ágil demuestra compromiso y profesionalismo.

Ejemplo: Si un paciente se queja de no entender el presupuesto, ofrece una reunión personalizada para explicarlo de nuevo y aclarar cualquier duda. «Lamento que el presupuesto no haya sido claro. ¿Podrías volver mañana para que podamos revisarlo juntos y resolver todas tus dudas?».

4. Informa al paciente sobre los pasos que tomarás para evitar que el problema se repita. Esto genera confianza y muestra un compromiso con la mejora continua.

Ejemplo: «Vamos a implementar un nuevo sistema para optimizar los tiempos de espera. Además, hablaremos con el equipo para asegurarnos de que se informe con antelación si hay algún retraso».

5. Después de resolver la queja, contacta al paciente para confirmar que está satisfecho y para reforzar la relación.

Frase clave: «Queríamos asegurarnos de que el problema se haya resuelto a tu satisfacción. ¿Hay algo más en lo que podamos ayudarte?».

Los beneficios de este enfoque son múltiples y significativos. En primer lugar, el paciente percibe que te preocupas genuinamente por su experiencia, lo que incrementa su disposición a confiar en tu clínica en el futuro.

Además, un paciente bien atendido tras presentar una queja puede transformarse en tu mejor embajador, recomendando tus servicios a otros con entusiasmo. Por otro lado, las quejas recurrentes son una valiosa fuente de información, ya que te permiten identificar áreas críticas que requieren ajustes urgentes.

Finalmente, una gestión eficaz de las quejas no solo resuelve problemas inmediatos, sino que también proyecta profesionalismo y cuidado, fortaleciendo la imagen de tu clínica y diferenciándola de la competencia.

El secreto está en cambiar la mentalidad. Una queja no es un ataque: es un regalo que, bien gestionado, puede transformar una relación tensa en una conexión de confianza y fidelidad.

Capítulo 6.

Manejo del estrés
y balance vida-trabajo

> "Ser líder es saber cuándo actuar, cuándo escuchar y cuándo soltar para avanzar."

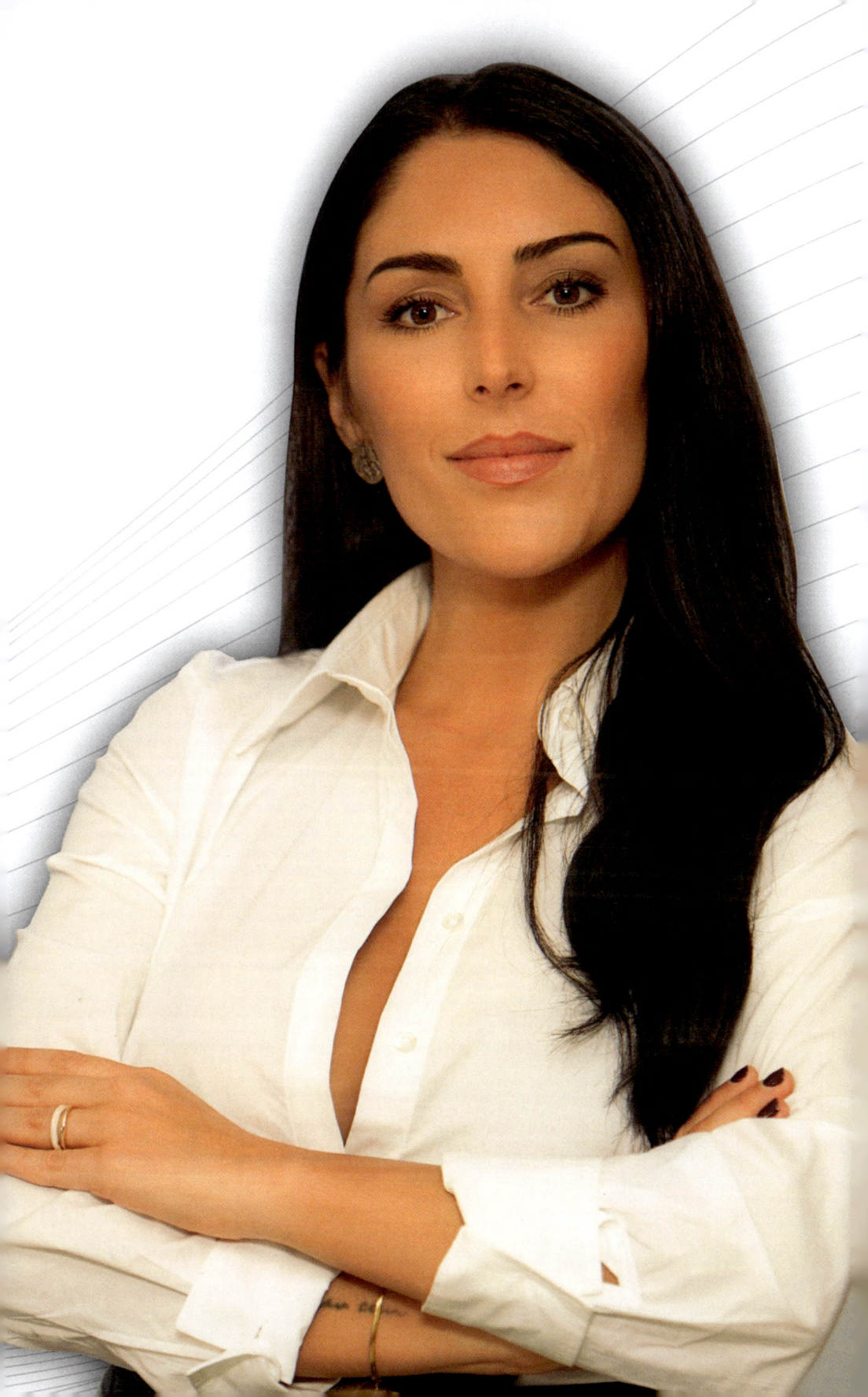

Este capítulo no es solo el final del libro; es el principio de una nueva etapa para ti y tu clínica.

Aquí nos centraremos en lo que realmente define tu éxito como líder y el futuro de tu clínica. Más que estrategias, este capítulo es una invitación a reflexionar sobre todo lo aprendido y cómo aplicarlo para alcanzar una vida profesional más equilibrada y satisfactoria.

Te guiaré a través de herramientas clave para manejar el estrés y encontrar ese balance esencial entre lo profesional y lo personal.

Veremos cómo delegar sin perder el control, convirtiéndote en un líder más eficiente, y exploraremos la importancia de equilibrar autoridad y empatía para fortalecer la conexión con tu equipo y construir un ambiente laboral único.

Además, hablaremos del verdadero poder de un liderazgo inspirador: cómo puedes convertirte en esa figura que todos quieren seguir, creando un entorno donde cada miembro de tu equipo desee quedarse y crecer contigo.

Y, finalmente, reflexionaremos sobre el futuro de tu clínica, invitándote a pensar más allá de las metas inmediatas y a diseñar el impacto duradero que quieres dejar en tu equipo, tus pacientes y tu sector.

¿Te has parado a pensar cuánto tiempo dedicas realmente a tu bienestar frente al tiempo que dedicas a tu clínica?

El éxito de una clínica no solo depende de la facturación o de cuántos pacientes nuevos atiendes cada mes. Depende, en gran medida, **de un líder equilibrado, motivado y con claridad mental.**

Si no estás cuidándote, ¿cómo esperas ser la mejor versión de ti mismo para tu equipo y tus pacientes?

Este capítulo es una invitación a reflexionar, ajustar y actuar para encontrar el balance entre el éxito profesional y el bienestar personal.

¿Cómo de estresado estás?

Responde las siguientes preguntas de manera honesta para identificar tu nivel actual de estrés. Asigna puntos según las opciones:

- Casi nunca (0 puntos)
- A veces (1 punto)
- Frecuentemente (2 puntos)
- Siempre (3 puntos)

- ¿Te cuesta desconectar del trabajo al final del día?
- ¿Sientes que siempre hay algo urgente que resolver en la clínica?
- ¿Te encuentras revisando correos o mensajes de trabajo fuera de horario laboral?
- ¿Has notado cambios en tu salud física, como dolores de cabeza, tensión muscular o problemas para dormir?
- ¿Sientes que tus responsabilidades en la clínica interfieren con tu tiempo personal o familiar?
- ¿Te cuesta encontrar tiempo para tus hobbies o actividades que disfrutas fuera del trabajo?
- ¿Sientes que estás constantemente pensando en cómo mejorar la clínica, incluso en tu tiempo libre?
- ¿Te sientes irritable o con poca paciencia al interactuar con tu equipo o tus pacientes?
- ¿Consideras que no estás dedicando suficiente tiempo a tu bienestar físico o mental?
- ¿Tienes dificultades para delegar tareas porque sientes que no se harán correctamente si no las haces tú?

Veamos los resultados de tu nivel de estrés:

- **0-7 puntos:** ¡Bien hecho! Tienes un buen equilibrio entre tu vida personal y laboral.

- **8-15 puntos:** Podrías estar experimentando un nivel moderado de estrés. Identifica áreas donde puedas ajustar para mejorar tu bienestar.
- **16-24 puntos:** Atención, el estrés está afectando significativamente tu vida. Es momento de implementar cambios urgentes para encontrar un balance.
- **25-30 puntos:** Alerta roja. Tu nivel de estrés es muy alto. Busca ayuda profesional y toma medidas inmediatas para priorizar tu salud y bienestar.

El estrés no es una señal de debilidad: es una señal de que necesitas un cambio en cómo manejas tus recursos y prioridades.

¿Estás preparado para escucharlo y actuar?

Vamos a recuperar el control de tus días

1.   **Acepta que no puedes hacerlo todo.** Libérate del mito del superhéroe.

La idea de ser imprescindible puede parecer un elogio, pero en realidad es una trampa que perpetúa el agotamiento. ¿Qué te detiene de delegar más? ¿Es la falta de confianza o el miedo a perder el control?

Recomendación: Cada día, delega al menos una tarea que normalmente harías tú mismo. Comienza con algo pequeño.

2.   **Encuentra tu tiempo sagrado.** Este tiempo es innegociable porque es la base para liderar con claridad.

Ejemplo: Dedica treinta minutos al final del día para desconectar completamente. Esto puede incluir leer, practicar respiración profunda o incluso caminar sin tecnología.

Consejo: Bloquea este tiempo en tu agenda como si fuese una cita con tu paciente más importante, tú mismo.

3. Redirige el foco hacia lo positivo. La gratitud entrena tu mente para ver oportunidades en lugar de obstáculos.

Ejercicio: Antes de dormir, no solo anota tres cosas positivas de tu día, sino también por qué ocurrieron. Esto te ayudará a identificar patrones de éxito que puedes replicar.

4. Libérate del caos mental. Las tareas pendientes ocupan más espacio en tu mente de lo que deberían.

Divide tu *brain dump* en tres columnas: «urgente», «puedo delegar» y «puede esperar». Esto te ayudará a tomar decisiones claras y a liberar tu mente.

Consejo: Usa herramientas como aplicaciones de productividad para digitalizar tus pendientes y evitar cargar todo en tu memoria.

5. Cambia el diálogo interno. La forma en que te hablas afecta directamente tu estado emocional. Si te dices «no soy lo suficientemente bueno para manejar esto», tu cerebro lo creerá.

Técnica:

- o Escribe tus pensamientos negativos recurrentes.
- o A cada uno, responde con una versión realista y positiva. Ejemplo: «No tengo tiempo para nada» ➔ «Puedo priorizar lo más importante y dejar el resto para mañana».

Transformar tu diálogo interno no solo reduce el estrés, sino que también mejora tu autoestima.

Ya que sabemos que el día a día en clínica es intenso y funcionamos en piloto automático, es importante detenernos un momento para reflexionar y analizar en qué estamos invirtiendo nuestro tiempo cada jornada.

Para ello vamos con el juego del tiempo

- ● ¿Sientes que tus días son una constante carrera sin final?

    - o Sí
    - o No

- ¿Te preguntas por qué, aunque trabajas todo el día, sigues sin tiempo para lo más importante?

  o Sí
  o No

El juego del tiempo te ayudará a visualizar cómo distribuyes tu energía diaria y a identificar las tareas que puedes reorganizar, priorizar o delegar.

Recuerda: No puedes crear más tiempo, pero sí puedes aprender a gestionarlo mejor.

¿Cómo funciona este juego?

Imagina que tu tiempo diario son diez monedas. Cada moneda representa una hora de tu día. Ahora el reto es colocar esas monedas en tres columnas clave:

1. **Vida personal.** Todo aquello que recarga tu energía:

   - ejercicio, salud;
   - tiempo en familia;
   - leer, *hobbies*, desconexión.

2. **Cosas importantes de la clínica.** Actividades esenciales que generan impacto directo en tu clínica:

   - atender pacientes;
   - planificación de objetivos y estrategia;
   - formación y crecimiento profesional.

3. **Delegables.** Tareas que podrías entregar a tu equipo:

   - gestión de citas;
   - seguimiento administrativo (facturación, pagos);
   - inventario, llamadas de confirmación, reportes.

💡**¡Ahora juguemos!:** Distribuye tus diez monedas. Coloca tus monedas en las columnas según lo que realmente haces en un día habitual. Sé sincero. ¿Estás dedicando mucho tiempo a lo delegable? ¿Tu vida personal está vacía?

Categoría	Actividades Detalladas	Horas Invertidas (Monedas)	Objetivo Ideal
Vida Personal	Tiempo con la familia		
	Ejercicio físico		
	Hobbies		
	Descanso		
Cosas Importantes de la Clínica	Atención a pacientes		
	Estrategia de crecimiento		
	Formación del equipo		
	Planificación		
Delegables	Gestión de agendas		
	Facturación		
	Responder correos		
	Control de stock		

Analiza tu tablero. Mira las columnas. ¿Dónde están acumuladas la mayoría de las monedas?

Pregúntate:

- ¿Qué áreas tienen más peso del que deberían?
- ¿Estás descuidando algo importante para ti o para tu clínica?
- ¿Qué podrías cambiar mañana mismo para mover tus monedas de forma más equilibrada?

Ahora que conoces tu realidad, imagina tu día ideal, mueve dos monedas de «delegables» a «vida personal» o «cosas importantes».

Por ejemplo: ¿Podrías delegar el inventario semanal a tu asistente y usar esa hora para planificar tu estrategia del mes o ir al gimnasio?

Ejemplo práctico

Carlos, odontólogo y director de su clínica.

- Día real:

  - 6 monedas en «cosas importantes» (pacientes, formación).
  - 3 monedas en «delegables» (administración, citas).
  - 1 moneda en «vida personal» (cena rápida con familia).

- Día ideal:

  - 6 monedas en «cosas importantes» (pacientes y planificación estratégica).
  - 3 monedas en «vida personal» (ejercicio y tiempo con su familia).
  - 1 moneda en «delegables» porque ha delegado tareas administrativas al equipo.

💡 Preguntas reflexivas para seguir avanzando:

- ¿Qué tarea podrías delegar hoy mismo?

- Si pudieras mover una moneda más a «vida personal», ¿qué actividad harías?

[   ]

- ¿Estás dedicando tiempo a lo realmente importante o solo a lo urgente?

[   ]

Ahora conviértelo en un reto semanal:

Durante siete días, haz este juego cada noche. ¿Qué has logrado?

- **Día 1:** Observa tu distribución.
- **Día 3:** ¿Has logrado mover una o dos monedas a lo más importante?
- **Día 7:** Celebra tus progresos y decide tu siguiente acción.

Gestionar tu tiempo no es trabajar más: es trabajar mejor y asegurarte de que tu energía está alineada con tus prioridades.

6.1 De gerente a odontólogo, ¿cómo delegar sin perder el control?

Pasar de ser el todoterreno de la clínica a un líder que sabe delegar es el gran salto que necesitas para crecer. Pero delegar no significa perder el control; significa empoderar a tu equipo, optimizar el tiempo y enfocarte en lo que realmente importa: la atención al paciente, la planificación estratégica y el crecimiento del negocio.

Me gustaría saber, ¿te haces estas preguntas?:

- ¿Cómo puedo confiar en que el trabajo se hará bien?
- ¿Y si cometen errores?
- ¿Me costará más tiempo revisar lo delegado que hacerlo yo mismo?

Déjame decirte algo claro: **el problema no es tu equipo; el problema es tu sistema de delegación.**

Si no delegas, te estás frenando a ti mismo y a tu clínica.

¿Por qué no delegas? Identifica tu causa:

Causa 1. Falta de confianza: «Nadie lo hace como yo»

La creencia de que solo tú puedes hacer las cosas bien es común, especialmente si has construido la clínica desde cero. Sin embargo, esta mentalidad limita tu crecimiento y el de tu equipo.

Te pregunto: ¿Realmente has dado la oportunidad a tu equipo de demostrar lo que pueden hacer?, o mejor, ¿qué es lo peor que podría pasar si alguien más realiza esta tarea?

Empieza por delegar tareas menos críticas y observa cómo las gestionan.
Da instrucciones claras y brinda autonomía progresivamente.

Celebra los éxitos y ofrece retroalimentación constructiva para los errores.

Causa 2. Perfeccionismo: «Si no lo hago yo, no quedará bien»

El perfeccionismo te mantiene atrapado en tareas que podrías delegar, alargando innecesariamente tu jornada laboral.

Lo perfecto puede ser enemigo de lo eficiente.

Te pregunto: ¿Es realmente necesario que cada tarea esté al 100 % perfecta?, ¿y qué impacto real tiene que otra persona lo haga al 90 % de tu estándar?

Define qué es suficientemente bueno para cada tarea. No todo requiere perfección.
Proporciona protocolos paso a paso para asegurar la calidad.
Revisa el trabajo inicialmente, pero reduce tu supervisión progresivamente.

Ejemplo: Si una recepcionista se encarga de confirmar las citas, ¿realmente importa si su estilo de comunicación es diferente al tuyo si el resultado (pacientes confirmados) es positivo?

Causa 3. Miedo a perder el control: «Si dejo de supervisar, todo se desorganiza»

El miedo a soltar el control es comprensible. Como líder, te preocupa que la clínica funcione bien, pero aferrarte a todo te desgasta y limita el progreso.

Te pregunto: ¿De verdad pierdes el control o simplemente cambias la manera de gestionarlo?, ¿no es más descontrolado estar saturado y agotado, sin tiempo para planificar?
Para mí, sí.
Implementa sistemas de seguimiento, como informes semanales o reuniones breves.
Usa herramientas digitales (como *software* de gestión) para monitorear sin microgestionar.
Define responsabilidades claras para que todos sepan qué se espera de ellos.

Ejemplo: Si delegas la gestión del inventario a la higienista, pídele un reporte semanal de materiales utilizados y necesidades futuras. Sigues teniendo control sin ejecutarlo tú mismo.

Causa 4. Falta de formación: «No saben hacerlo»

A veces no delegas porque sientes que tu equipo no está capacitado. Pero recuerda: la formación no es un gasto; es una inversión.

Te pregunto: ¿Has dedicado tiempo a enseñarles cómo realizar esas tareas?, ¿sabes qué habilidades necesita tu equipo para ser más eficiente?

Crea protocolos detallados y procesos escritos para las tareas.

Brinda formaciones específicas, reuniones de capacitación breves y prácticas.

Introduce la cultura del error. Equivocar una vez es aprendizaje; repetirlo es falta de proceso.

Ejemplo: Si tu recepcionista necesita manejar un *software* de gestión, ofrécele un pequeño curso de dos horas. Luego pídele que te muestre cómo lo aplica con tareas reales.

Causa 5. Hábito de sobrecarga: estás acostumbrado a asumirlo todo

Si durante años has hecho todo tú mismo, soltar responsabilidades puede parecer imposible. Sin embargo, este hábito te lleva al agotamiento.

Te pregunto: ¿Qué podrías lograr si tuvieras dos horas más libres al día?, ¿Y por qué crees que tu equipo no puede ayudarte a crecer?

Haz una lista de todas las tareas que realizas diariamente y clasifícalas en:

- Lo que solo tú puedes hacer (tratamientos, decisiones clave).
- Lo que puedes delegar con instrucciones claras.
- Lo que puedes automatizar.

Empieza delegando una tarea cada semana. Hazlo poco a poco hasta que tu equipo esté capacitado.

Ejemplo: Si dedicas demasiado tiempo a validar los planes de tratamiento, considera delegar esta tarea parcialmente a otro odontólogo de confianza en tu equipo o externalízala a empresas especializadas que optimicen este proceso.

El primer paso hacia una delegación efectiva es reconocer que no todo necesita tu intervención directa. Haz una lista detallada de todas las tareas que realizas en tu día a día y divídelas en tres categorías clave:

- **Críticas y estratégicas:** Estas tareas requieren tu experiencia y habilidades únicas. Son las que solo tú puedes realizar porque marcan la diferencia en la calidad y el crecimiento de tu clínica:

  - diagnósticos complejos;
  - cirugías avanzadas;
  - toma de decisiones estratégicas para el negocio (inversiones, planificación, expansión).

- **Operativas y repetitivas:** Son tareas del día a día que, aunque necesarias, no requieren tu intervención directa. Delegar estas tareas liberará tu tiempo sin afectar la calidad:

  - confirmación de citas y seguimientos;
  - facturación y gestión de pagos;
  - control de *stock* y pedidos a proveedores;
  - gestión de correos electrónicos y documentos administrativos.

- **Delegables a largo plazo:** Son actividades importantes, pero no urgentes que puedes delegar con una planificación adecuada y formación a largo plazo. Estas tareas liberan tiempo para enfocarte en la visión de la clínica:

  - estrategias de *marketing* y gestión de redes sociales;
  - formación continua del equipo (manuales, talleres, protocolos);
  - seguimiento con proveedores y análisis de costes;
  - atención al cliente, mejora de la experiencia y recogida de *feedback*.

Pregúntate siempre: ¿requiere esta tarea mi experiencia única? Si la respuesta es no, su etiqueta es «DELEGABLE».

¿Cómo organizar tu delegación?

Para evitar errores y ganar confianza en el proceso, aplica estos pasos:

- Deja por escrito cómo debe realizarse cada tarea. Ejemplo: pasos para confirmar citas, plantillas de correos para facturas, etc.
- No basta con decirles qué hacer; asegúrate de que saben cómo hacerlo.
- Supervisa el trabajo al comienzo, corrige si es necesario y refuerza lo positivo.
- Revisa los resultados semanales para asegurarte de que todo fluye correctamente.

Recuerda: Delegar no es una señal de debilidad; es una estrategia de liderazgo. Cuando confías en tu equipo, ellos crecen contigo y tu clínica lo nota.

💡 Reto para esta semana:

- **Paso 1:** Haz una lista detallada de todas las tareas que realizas en tu día a día.
- **Paso 2:** Clasifícalas en:
  - o críticas y estratégicas (las que solo tú puedes hacer);
  - o operativas y repetitivas (las que puedes delegar de inmediato);
  - o delegables a largo plazo (las que requieren un plan de formación).
- **Paso 3:** Elige dos tareas operativas que vas a delegar esta semana.

- o Define a quién se las asignarás.
- o Aclara cómo deben hacerse (usa protocolos si es necesario).

- **Paso 4:** Supervisa cómo tu equipo lleva a cabo estas tareas y evalúa su desempeño.

Anota aquí:

- ¿Qué tareas has delegado?

```




```

- ¿Cómo las ha realizado tu equipo? (Del 1 al 10)

```




```

- ¿Qué aprendiste del proceso de delegación?

```




```

Delegar no es soltar responsabilidades: es dar la oportunidad a tu equipo de crecer mientras tú recuperas tiempo para lo realmente importante.

Si hoy das el primer paso, mañana verás los resultados.

¡La próxima semana sigue delegando!

6.2 Cómo equilibrar autoridad y empatía

¿Te has preguntado alguna vez qué opina tu equipo sobre tu forma de liderarlos? ¿Crees que te ven como alguien empático, que los entiende, o como un líder más estricto que prioriza la disciplina?

Este cuestionario no solo te ayudará a identificar tu estilo predominante de liderazgo, sino que también te dará pistas para mejorar el equilibrio entre autoridad y empatía.

Contesta honestamente y reflexiona sobre los resultados.

- Cuando un miembro del equipo comete un error, yo...

    a) pregunto qué ocurrió, escucho su versión y busco una solución juntos.

    b) señalo el error, explico cómo debería haberse hecho y establezco consecuencias claras.

    c) ignoro el error por no querer crear conflicto en el momento.

- Si un empleado no sigue un protocolo establecido, yo...

    a) investigo por qué no se siguió el protocolo y busco formas de hacerlo más sencillo.

    b) dejo claro que los protocolos son innegociables y superviso que lo cumpla a partir de ahora.

    c) asumo que fue un error puntual y no le doy mucha importancia.

- Al asignar una nueva tarea a alguien, yo...

    a) explico cómo hacerla y ofrezco apoyo si necesita ayuda.

    b) doy instrucciones claras y me aseguro de que entienda que es una tarea prioritaria.

    c) delego sin explicaciones detalladas porque confío en que sabrá resolverla.

- Cuando alguien expresa una queja o problema personal, yo...

    a) le escucho con atención y busco formas de apoyarle sin comprometer el trabajo.
    b) le escucho, pero establezco un límite claro para que el problema personal no afecte las responsabilidades laborales.
    c) evito involucrarme demasiado porque no quiero que los temas personales influyan en el trabajo.

- En una reunión donde surgen diferentes opiniones, yo...

    a) escucho a todos y busco un consenso que beneficie al equipo.
    b) tomo una decisión rápida para evitar que la discusión consuma tiempo.
    c) dejo que el equipo decida sin intervenir demasiado para no imponerme.

- Si alguien del equipo no cumple con una tarea importante, yo...

    a) pregunto qué pasó y cómo puedo ayudarle a cumplirla la próxima vez.
    b) le recuerdo la importancia de la tarea y las consecuencias de no cumplirla.
    c) lo asumo como algo inevitable y decido tomar cartas en el asunto yo mismo.

- Cuando introduces un cambio en la clínica, tú...

    a) explicas al equipo por qué el cambio es necesario y escuchas sus preocupaciones.
    b) informas al equipo del cambio y estableces una fecha de implementación.
    c) implementas el cambio sin consultar para evitar retrasos.

- Si un paciente tiene una queja, tú...

    a) escuchas con calma, ofreces una solución y agradeces su retroalimentación.

b) solucionas el problema rápidamente, dejando claro que no puede repetirse.

c) evitas ahondar en el tema y solo atiendes lo mínimo para resolverlo.

- ¿Cómo manejas la carga de trabajo en días de alta presión?

  a) Motivo al equipo con palabras de ánimo y apoyo.

  b) Me aseguro de que todos cumplan con sus tareas ajustando el ritmo si es necesario.

  c) Asumo más carga yo mismo para evitar tensiones con el equipo.

- ¿Qué haces cuando alguien tiene un rendimiento por debajo de lo esperado?

  a) Hablo con él para entender su perspectiva y le ofrezco ayuda para mejorar.

  b) Señalo las áreas donde necesita mejorar y establezco metas claras para su progreso.

  c) Evito confrontaciones porque no quiero incomodar a la persona.

Analiza tus resultados:

- **Mayoría de a:** estilo empático y colaborativo. Tu enfoque en escuchar, comprender y apoyar a tu equipo es un gran activo. Creas un ambiente de confianza donde las personas se sienten valoradas y motivadas. Sin embargo, este estilo puede llevarte a evitar conversaciones difíciles o a ceder ante situaciones que requieren firmeza.

Fortalezas:
  - o Fomentas un ambiente positivo y colaborativo.
  - o Generas confianza y lealtad en tu equipo.
  - o Promueves una cultura de comunicación abierta.

Riesgos:
  - o Puedes evitar enfrentamientos necesarios para corregir errores.

- o Es posible que algunos miembros del equipo abusen de tu empatía.

Estrategias para equilibrar:
- o Escuchar es importante, pero también lo es hacer cumplir los estándares. Por ejemplo, si un empleado llega tarde repetidamente, aborda el problema de manera directa y establece consecuencias.
- o Reconoce las dificultades del equipo, pero refuérzales que las soluciones deben alinearse con los objetivos de la clínica.
- o Practica conversaciones difíciles con colegas o mentores para sentirte más cómodo al enfrentarlas en la vida real.

- **Mayoría de b:** estilo firme y estructurado. Tu claridad y enfoque en los resultados aseguran que las tareas se cumplan y que la clínica funcione sin desviaciones. Este estilo es excelente para mantener la organización, pero puede hacer que tu equipo te perciba como poco accesible o rígido.

Fortalezas:
- o Proporcionas estructura y consistencia.
- o Aseguras que se cumplan los objetivos establecidos.
- o Refuerzas el sentido de responsabilidad en el equipo.

Riesgos:
- o Puede generar un ambiente frío o distante.
- o Los empleados pueden sentirse intimidados y menos inclinados a expresar ideas o preocupaciones.

Estrategias para equilibrar:
- o Dedica tiempo a conocer a tu equipo en un nivel más personal. Por ejemplo, organiza reuniones informales para hablar de sus metas profesionales.
- o Celebra los éxitos, incluso los pequeños, con palabras de agradecimiento o pequeños gestos, como notas personalizadas.

o Establece un espacio donde el equipo pueda compartir inquietudes sin temor a represalias, como reuniones mensuales o una bandeja de sugerencias anónimas.

- **Mayoría de c:** estilo permisivo y relajado. Tu enfoque en evitar conflictos y dar libertad al equipo refleja una confianza admirable, pero puede derivar en una falta de estructura y claridad. Este estilo puede dificultar la toma de decisiones y generar una percepción de desorganización.

Fortalezas:
o Promueves una atmósfera relajada y libre de tensiones.
o Facilitas la creatividad y la iniciativa individual.
o Generas relaciones interpersonales cercanas y amistosas.

Riesgos:
o La falta de límites puede llevar al caos y la falta de responsabilidad.
o El equipo puede sentirse desorientado sin directrices claras.

Estrategias para equilibrar:
o Define objetivos específicos para cada miembro del equipo y revisa regularmente su progreso.
o Implementa sistemas básicos que estructuren el día a día de la clínica, como horarios establecidos y reuniones periódicas.
o Dedica tiempo a supervisar y apoyar proyectos importantes. Esto demostrará tu compromiso y liderazgo activo.

Reflexión: No hay un estilo de liderazgo perfecto, pero la clave está en la flexibilidad.

Un líder exitoso es aquel que adapta su enfoque según las necesidades del equipo y las situaciones que enfrenta.

Mantener un equilibrio entre autoridad y empatía en tu clínica no solo es fundamental para la gestión diaria, sino también para cultivar relaciones sólidas con tu equipo y pacientes.

¿Por qué el equilibrio es clave?

- Demasiada autoridad puede generar un ambiente rígido, donde el equipo no se siente valorado y los pacientes perciben frialdad.
- Demasiada empatía puede derivar en falta de estructura y profesionalismo, lo que afecta la eficiencia de la clínica.

El objetivo es encontrar el punto medio entre ser firme cuando sea necesario y comprensivo cuando las circunstancias lo requieran.

Vamos a ver unos ejemplos prácticos de autoridad y empatía:

- **Caso 1:** Paciente molesto por un retraso en su cita.
  - Empatía. Escucha al paciente sin interrumpirlo, reconoce su frustración y ofrece disculpas sinceras: «Entendemos que su tiempo es valioso y lamentamos el retraso. Estamos trabajando para atenderle lo antes posible».
  - Autoridad. Explica cómo evitarás que vuelva a ocurrir y garantiza que su tratamiento sea prioritario en lo que resta de la jornada: «Nos aseguraremos de reorganizar la agenda para evitar futuras esperas. Permítame acompañarlo directamente al gabinete ahora mismo».

- **Caso 2:** Un empleado no sigue los protocolos establecidos.
  - Empatía. Pregunta al empleado si hay algo que le dificulta seguir el protocolo, mostrando interés en su perspectiva: «He notado que no estás cumpliendo este procedimiento. ¿Hay algo que no entiendas o que podamos mejorar para que sea más fácil para ti?».
  - Autoridad. Deja claro que seguir el protocolo no es opcional y establece un plan de acción con plazos claros para corregir la situación: «Es importante que sigas este procedimiento para garantizar la calidad de nuestro servicio. Vamos a revisar juntos los pasos y haré un seguimiento la próxima semana».

- **Caso 3:** Necesidad de implementar un cambio en la clínica.
  - o Empatía. Explica al equipo por qué el cambio es necesario, escuchando sus preocupaciones y haciéndoles sentir parte del proceso: «Estamos implementando este cambio porque ayudará a optimizar nuestro tiempo y mejorar la experiencia del paciente. ¿Qué opinan? ¿Hay algo que os preocupe o que necesitéis para adaptaros mejor?».
  - o Autoridad. Define plazos claros para la implementación y supervisa que todos sigan el nuevo procedimiento: «A partir del próximo lunes, este será el nuevo sistema. Cualquier duda que tengáis, podéis consultarme».

Mis consejos para mantener el equilibrio entre ambas modalidades son los siguientes: sé claro con tus expectativas, combinando autoridad y empatía en tu comunicación.

Por ejemplo, al explicar una nueva política de horarios, podrías decir: «Entiendo que cambiar el horario puede ser un ajuste para algunos de vosotros, pero esto es necesario para atender mejor a nuestros pacientes. Vamos a trabajar juntos para hacer esta transición lo más fluida posible».

También es fundamental establecer límites firmes con un tono amable. Si un paciente insiste en un descuento que no puedes ofrecer, una respuesta adecuada sería: «Lamentablemente, no podemos ajustar el precio, pero podemos ofrecerle una financiación sin intereses para hacerlo más accesible. Queremos asegurarnos de que reciba el mejor tratamiento».

Por último, utiliza el refuerzo positivo y la retroalimentación constructiva para motivar y fortalecer relaciones. Por ejemplo, al reconocer el desempeño de un empleado, podrías decir: «He notado que has mejorado mucho en la gestión del inventario. Gracias por tu compromiso. ¿Cómo te sientes con este sistema? ¿Hay algo que podamos ajustar para que sea más eficiente?». Este enfoque fomenta un ambiente de trabajo positivo y un trato excelente hacia los pacientes.

Otra de las preguntas que yo misma me he hecho varias veces es «¿Cómo manejar conflictos siendo empático?».

Pues bien, mi opinión es que los conflictos en un entorno laboral son inevitables, pero la forma en que los gestionas puede transformar una situación difícil en una oportunidad para fortalecer la relación con tu equipo.

Manejar conflictos con empatía significa reconocer las emociones y perspectivas de los involucrados mientras mantienes la claridad y el control necesarios para resolver el problema.

Te doy cinco consejos:

1. Escucha activa:

¿Por qué es clave? Las personas se sienten más valoradas cuando se les escucha sin interrupciones ni juicios. Escuchar activa y atentamente ayuda a calmar las emociones y a obtener claridad sobre el problema.

¿Cómo hacerlo? Crea un espacio seguro, habla en privado para evitar que la persona se sienta expuesta o atacada.

Parafrasea, repite lo que el otro ha dicho para demostrar que lo has entendido. *Ejemplo:* «Lo que entiendo es que te preocupa la carga de trabajo adicional, ¿es correcto?».

Asiente, usa el lenguaje corporal para demostrar que estás involucrado, como asentir o mantener contacto visual.

2. Reconoce las emociones:

¿Por qué es clave? Validar cómo se sienten los demás no significa que estés de acuerdo con ellos, sino que reconoces su perspectiva como válida.

¿Cómo hacerlo? Expresa empatía verbalmente.

Ejemplo: «Entiendo que este cambio te haya resultado frustrante. Es normal sentirse así cuando las cosas se ajustan».

Evita minimizar los sentimientos. Frases como «no es para tanto» pueden invalidar las emociones de la persona.

Refleja sus emociones. Si están molestos, reconoce el sentimiento: «Parece que esto te ha generado incomodidad».

3. Sé claro y honesto:

¿Por qué es clave? La empatía no significa evitar la verdad. Es importante ser transparente y abordar el conflicto con claridad, pero de manera respetuosa.

¿Cómo hacerlo? Expón los hechos con neutralidad: «Hemos notado que últimamente ha habido retrasos en los reportes. Quiero entender qué ha pasado para que podamos solucionarlo juntos».

Sé constructivo. En lugar de culpar, enfócate en la solución: «¿Qué crees que podríamos hacer para mejorar esta situación?».

4. Propón una solución conjunta:

¿Por qué es clave? Cuando las personas participan en la resolución, es más probable que se comprometan con el cambio.

¿Cómo hacerlo? Haz preguntas abiertas: «¿Qué crees que podríamos hacer para mejorar esta situación?».

Propón alternativas. Si la otra persona no tiene ideas, ofrece opciones para que elijan la más adecuada.

Comprométete a tu parte. Ejemplo: «Yo también estaré más atento a los plazos para evitar estos inconvenientes en el futuro».

5. Da seguimiento:

¿Por qué es clave? Resolver un conflicto no termina con una conversación. El seguimiento asegura que las soluciones se apliquen y refuerza el compromiso mutuo.

¿Cómo hacerlo? Revisa el progreso. Programa una reunión breve una o dos semanas después para evaluar cómo se está implementando lo acordado.

Reconoce mejoras. Ejemplo: «He notado que los reportes están llegando a tiempo. Gracias por el esfuerzo».

Abre la puerta a nuevas inquietudes: «Si algo más surge, no dudes en decírmelo. Estoy aquí para ayudarte».

Consejo: Ser empático no significa ser débil. Se trata de mostrar comprensión mientras lideras con claridad. Los conflictos bien gestionados fortalecen la confianza y el respeto en tu equipo.

6.3 Liderazgo inspirador: haz que cualquier persona quiera trabajar en tu clínica

¿Qué hace que alguien se despierte cada día ilusionado por ir a trabajar?

¿Cómo puedes crear un entorno en el que las personas no solo quieran quedarse, sino que además recomienden tu clínica como un lugar excepcional para desarrollarse?

La respuesta está en un liderazgo inspirador, ese que hace que el equipo se sienta valorado, motivado y parte de algo más grande.

No solo se trata de dirigir; se trata de conectar, motivar y crear un ambiente en el que cada miembro del equipo quiera dar lo mejor de sí mismo. En este capítulo, exploraremos cómo convertirte en un líder que inspire, motive y atraiga a los mejores talentos del sector dental.

Veamos seis acciones:

1. El liderazgo comienza con la percepción. Si tu clínica es vista como un lugar donde las personas no solo trabajan, sino que crecen, atraerás a los mejores talentos.

Puesta en práctica:
- Pública en redes sociales historias del día a día en la clínica, como celebraciones de equipo, formaciones o casos de éxito de empleados.
- Pide a tu equipo que comparta en redes lo que más valoran de trabajar contigo. Un vídeo corto o un *post* personal puede atraer a otros que buscan ese mismo ambiente.
- Ofrece algo único como parte de tu cultura laboral. Por ejemplo, horarios flexibles, programas de bienestar o días dedicados al crecimiento personal.

Ejemplo práctico: Comparte un vídeo en Instagram donde celebres el logro de una higienista que completó una certificación avanzada gracias al apoyo de la clínica. *El mensaje:* «Aquí invertimos en nuestro equipo porque su crecimiento es nuestro éxito».

2. El entusiasmo de los candidatos comienza desde la primera entrevista. Si el proceso de selección está bien diseñado, transmitirá que la clínica es un lugar serio, profesional y sobre todo humano.

Puesta en práctica:
- En lugar de enfocarte solo en la experiencia, pregúntales cómo ven su futuro en la clínica o qué les apasiona de su profesión.
- Durante la entrevista, ofrece un pequeño *tour* por la clínica para que vean cómo es el día a día.
- Explica cómo la clínica apoya el crecimiento profesional y cuáles son las expectativas.

Ejemplo práctico: Incluye una pequeña actividad práctica en el proceso. Por ejemplo, si es un puesto de recepción, pídeles que creen un mensaje de bienvenida para un paciente. Esto les permitirá demostrar su creatividad y verán que la clínica valora su iniciativa.

3. La cultura laboral es el alma de la clínica. Un ambiente donde las personas se sientan valoradas y desafiadas a la vez hará que no solo quieran quedarse, sino que también recomendarán tu clínica a otros profesionales.

Acciones clave:
- Celebra los cumpleaños, logros personales y profesionales. Reconoce públicamente los esfuerzos individuales y grupales.
- Ofrece acceso a cursos, seminarios o certificaciones. Incluso un simple taller mensual sobre habilidades blandas puede marcar la diferencia.
- Permite horarios ajustables para que el equipo pueda equilibrar su vida personal y laboral, como día libre de cumpleaños, viernes tarde libres, alguna mañana o tarde libre durante la semana.
- Realiza al menos dos *team building* al año.

Ejemplo práctico: Crea un día del equipo una vez al mes donde se realicen actividades como talleres de relajación, clases de yoga o sesiones de formación lideradas por un experto externo. Esto no requiere de una gran inversión, pero el equipo estará motivado, esperando ese día de unión y desconexión fuera de las labores del día a día.

4. El dinero es importante, pero no lo es todo. Los profesionales buscan un lugar donde puedan crecer, ser valorados y sentirse respaldados.

Ideas de beneficios:
- Paga una parte o el total de cursos que beneficien tanto al empleado como a la clínica.
- Ofrece acceso a sesiones de *coaching* o psicología laboral para ayudar al equipo a gestionar el estrés.
- Ofrece días adicionales para ocasiones especiales o como recompensa por cumplir objetivos.

Ejemplo práctico: Si un empleado supera su objetivo mensual, permítele salir temprano un viernes o dale un día libre adicional como recompensa.

5. Un equipo que se siente escuchado es un equipo que se siente valorado. El *feedback* debe ser una práctica constante, no solo en las evaluaciones de desempeño.

¿Cómo implementarlo?
- Agenda reuniones mensuales individuales para hablar sobre su experiencia, retos y sugerencias.
- Realiza encuestas trimestrales para medir la satisfacción laboral y pedir ideas de mejora.
- Organiza reuniones grupales donde todos puedan compartir sus opiniones y propuestas de mejora.

Ejemplo práctico: Incluye en las reuniones una sección llamada «10 minutos para el cambio», donde cada miembro pueda proponer una idea para mejorar la clínica.

6. Un propósito claro une a las personas. Si todos saben hacia dónde va la clínica y cómo contribuyen a ese propósito, trabajarán con más entusiasmo.

¿Cómo definirlo?
- Enfócate en el impacto que la clínica tiene en la vida de los pacientes.
- Define de tres a cinco valores clave que guíen las acciones del equipo y así se lo hagan saber a los pacientes.
- Comparte cómo ves a la clínica en los próximos cinco años y cómo cada empleado es parte de ese futuro.

Ejemplo práctico: Reúne al equipo y pregunta: «¿Qué es lo que más valoran nuestros pacientes de nosotros?». Usa sus respuestas para definir los valores de la clínica y refuérzalos en todas las comunicaciones internas.

Quiero compartir contigo una idea de *team building* que he probado varias veces y que siempre da resultados increíbles. Para mí el mejor día es viernes, divídelo en cuatro partes:

1. Por la mañana, formación profesional. La primera mitad del día la dedico a formación. Elijo un tema clave que sé que beneficiará a todo el equipo. Aquí tienes algunos ejemplos que puedes aplicar:

- Formación sobre ventas. Siempre me gusta reforzar cómo manejar objeciones, cerrar presupuestos o mejorar el trato con los pacientes.
- Conocimiento técnico. Nos enfocamos en tratamientos, materiales o protocolos específicos para que todo el equipo esté alineado.
- Atención al paciente. Nos centramos en mejorar la experiencia del paciente en cada punto de contacto.
- Motivación y *coaching*. En ocasiones invito a un experto o lidero yo misma una sesión para mantener al equipo enfocado y motivado.

2. Mediodía, comida compartida. Para mí el momento de la comida es esencial. Es el espacio donde realmente conectamos como personas y no solo como profesionales.

Opciones que suelo usar:

- Contrato un pequeño *catering* con opciones que gusten a todos.
- Si la clínica está cerca de un restaurante, hacemos una reserva para compartir una comida relajada en un entorno diferente.

La comida nos ayuda a romper barreras, relajar tensiones y conocernos mejor.

3.   Por la tarde, juegos y dinámicas de crecimiento. Preparo actividades que nos ayuden a conocernos más y a reforzar el propósito común de la clínica. Aquí te dejo algunas ideas que puedes aplicar fácilmente:

- Juego de valores compartidos:

¿Cómo lo hago? Preparo tarjetas con valores importantes como compromiso, respeto o innovación. Cada persona elige los valores que considera fundamentales para la clínica, y luego los discutimos en grupo para crear nuestro mapa de valores.

¿Qué logramos? Nos ayuda a recordar por qué estamos aquí y qué queremos lograr juntos.

- Fortalezas ocultas:

¿Cómo lo hago? Cada miembro escribe una fortaleza que ve en un compañero (sin firmarlo). Luego las leemos en voz alta y tratamos de adivinar de quién se trata.

¿Qué logramos? Este juego levanta la moral y refuerza las relaciones dentro del equipo.

- Cambio de roles:

¿Cómo lo hago? Por equipos, intercambiamos roles (el odontólogo actúa como recepcionista, la higienista como paciente, etc.), representan situaciones del día a día y nos reímos juntos.

¿Qué logramos? Genera empatía y una mejor comprensión de los retos que enfrenta cada puesto.

- Nuestra visión de futuro:

¿Cómo lo hago? Divido al equipo en pequeños grupos y les pido que imaginen cómo queremos que sea nuestra clínica en cinco años.

Usan cartulinas y pósits para crear un mural con sus ideas, que luego compartimos.

¿Qué logramos? Inspiración y un sentido de propósito común.

4. Cierre del día. Siempre termino con un mensaje motivador, algo como «hoy no solo hemos aprendido, sino que nos hemos conocido mejor como equipo. Esto es solo el comienzo de todo lo que podemos lograr juntos».

A veces entrego un pequeño detalle, como una libreta con nuestro logo y una frase inspiradora, para que cada uno se lleve un recuerdo tangible del día.

¿Por qué te recomiendo hacerlo? Te garantizo que este tipo de días no solo refuerzan las habilidades del equipo, sino que los unen como nunca antes. Y cuando tienes un equipo motivado, conectado y alineado con la misión de la clínica, los resultados llegan solos.

> 💡**Mi reto para ti:** ¿Te animas a organizar tu primer *team building*? Hazlo a tu manera, con tus propios toques, pero no dejes pasar la oportunidad de ver cómo crecen tu equipo y tu clínica.

Te ayudo a organizarlo:

☐ Define el objetivo del *team building*.

Ejemplo: ¿Quieres fortalecer la comunicación, motivar al equipo o mejorar las habilidades técnicas?

☐ Selecciona la fecha ideal.

Fecha: _____ (recuerda elegir un día que permita la máxima asistencia, como un viernes).

☐ Establece el presupuesto.

Total estimado: _____ (incluye formación, *catering* y actividades).

☐ Reserva un espacio adecuado.

Lugar: _____ (¿será en la clínica, en un restaurante o en un espacio externo?).

☐ Elige el tema de la formación de la mañana.

Ejemplo: Ventas, atención al paciente, motivación, procedimientos clínicos.

Tema elegido: _____

☐ ¿Quién imparte la formación?

Tú: _____

Una persona externa: _____

☐ Confirma que todos los materiales están listos:

Presentaciones / guías impresas.

Proyector o pantalla.

☐ Planifica la/el comida/*catering*:

Catering reservado o restaurante confirmado: _____

Menú definido para el equipo: _____

☐ Desarrolla las actividades de la tarde:

Juegos de crecimiento personal preparados.

Actividades para conocerse mejor entre compañeros.

Dinámicas sobre los valores y principios de la clínica.

☐ Actividades preparadas:

1. _____

2. _____

3. _____

Después del evento:

● Solicita retroalimentación del equipo:

Encuesta enviada: _____

Comentarios recibidos y analizados.

● Evalúa el impacto del *team building:*

¿El equipo se siente más motivado? _____

¿Se fortalecieron las relaciones internas? _____

● Planifica el próximo evento seis meses después:

Fecha tentativa para el siguiente *team building*: _____

Agradece al equipo por su participación.

Ejemplo: Envía un correo o mensaje personalizado destacando la importancia de su presencia.

6.4 El futuro de tu clínica

Llegamos al final de este recorrido juntos, y quiero agradecerte por llegar hasta aquí no solo porque has invertido tiempo en leer este libro, sino porque has mostrado un compromiso genuino con el crecimiento de tu clínica, tu equipo y tu propia evolución como líder.

Ahora es el momento de mirar hacia delante. ¿Qué será de tu clínica después de todo lo aprendido? Este capítulo no solo es un cierre, sino también una invitación a reflexionar, aplicar y compartir lo que hemos visto.

Echemos un vistazo hacia atrás

En gestión eficiente, aprendimos a delegar, controlar gastos y optimizar recursos. **Reflexiona:** ¿Te sientes más organizado y con el control de tu clínica?

En ventas y rentabilidad, hemos explorado cómo establecer objetivos claros, diseñar incentivos efectivos y, lo más importante, cerrar presupuestos con confianza. Más allá de vender, hablamos de cómo construir relaciones que generen ingresos sostenibles.

¿Qué cambios específicos has visto en el comportamiento de tu equipo de ventas?

Cuando hablábamos de la experiencia del paciente, entendimos juntos que un paciente satisfecho no solo regresa, sino que también recomienda. La experiencia del paciente es el corazón de tu negocio. Cada punto de contacto, desde la primera llamada hasta la despedida final, cuenta. ¿Tu equipo ha implementado alguna de las ideas propuestas para mejorar la experiencia del paciente?

Y, en manejo del estrés y balance vida-trabajo, finalmente aprendiste a ser un líder que inspira, motiva y crea un equipo comprometido. La clave está en combinar autoridad y empatía, y en construir un entorno donde las personas quieran dar lo mejor de sí mismas. ¿Te sientes más equilibrado y motivado para seguir liderando?

El futuro de tu clínica está en tus manos. Reflexiona, planea, actúa

Lo que hagas con todo lo aprendido depende única y exclusivamente de ti. Este libro ha sido una guía, una herramienta para abrir nuevas posibilidades y transformar tu clínica, pero el verdadero cambio comienza ahora, con las decisiones que tomes y las acciones que implementes.

Recuerda esto: No necesitas hacerlo todo de una vez.

El éxito no es una carrera: es un proceso.

Si intentas implementar todo a la vez, corres el riesgo de frustrarte y abandonar el camino. Por eso, quiero invitarte a adoptar un enfoque progresivo y constante.

Piensa en esto: Cada pequeño cambio que implementes tiene un efecto dominó. Una mejor gestión mejora tu tiempo y energía. Un equipo motivado transforma la experiencia del paciente. Una experiencia excelente aumenta la fidelización y las recomendaciones.

Todo está conectado y el impacto final depende de los pasos que decidas dar hoy.

Querido lector, hemos llegado al final de este libro. Todo lo que has leído, cada estrategia, cada consejo, cada reflexión, es solo el inicio de una transformación más grande. Ahora quiero hablarte directamente, de líder a líder.

¿Qué visión tienes para tu clínica?

Cierra los ojos por un momento e imagina cómo quieres que sea tu clínica en un año.

¿Cómo te ves a ti mismo liderándola? ¿Cómo se siente trabajar allí? ¿Qué dicen tus pacientes cuando se van?

Esa visión no es un sueño imposible: es una meta alcanzable y lo que te he mostrado en estas páginas es la brújula que te llevará allí.

Pero déjame ser clara: no basta con imaginarlo; hay que actuar.

Todo lo que haces, cada decisión que tomas, deja una marca no solo en tus pacientes, sino en tu equipo, en tu comunidad y, lo más importante, en ti mismo.

Quiero que te hagas esta pregunta: ¿cómo quiero que me recuerden?

Ser un líder no es solo dirigir; es inspirar, es empoderar, es construir algo que trascienda más allá del día a día.

Cada pequeña acción cuenta, y ahora tienes las herramientas para que cada decisión sea parte de algo mucho más grande.

No eres solo un gerente, ni solo un odontólogo, ni solo un líder. Eres un creador de experiencias, un arquitecto del cambio y el motor que impulsa el futuro de tu clínica.

¿Sabes cuál es el verdadero secreto del éxito? **La consistencia en la acción.**

Lo aprendido aquí no tendrá impacto si se queda como teoría. Pero, si decides implementar una estrategia, dar un paso fuera de tu zona de confort y mejorar cada día un poco más, los resultados serán transformadores.

Hoy este libro se cierra, pero está comenzando el capítulo más emocionante: el de la acción. Todo lo que necesitas para triunfar está ya en tus manos.

El éxito no es un destino fijo: es un viaje constante de aprendizaje, ajustes y evolución.

Te dejo con este pensamiento final: Tu clínica no es solo un lugar donde se arreglan dientes. Es un espacio donde se construyen sonrisas, donde se transforma la vida de pacientes y donde tu equipo encuentra un propósito.

El futuro de tu clínica está en tus manos.
Hazlo grande, hazlo memorable, hazlo tuyo.

Gracias por dedicarme tu tiempo,
por leer, reflexionar y querer mejorar.
Este libro es solo una herramienta;
el verdadero cambio está en ti.

Ahora ve y demuestra de lo que eres capaz. Confío en que harás de tu clínica un lugar increíble para pacientes, equipos y para ti mismo.

¡Gracias por dejarme ser parte de este proceso!

Este libro es solo el principio.

Mi objetivo con esta publicación no es únicamente compartir herramientas de gestión clínica, sino acompañarte de forma más cercana en la implementación real de cada estrategia. Por eso, además del contenido que ya tienes en tus manos, he diseñado un programa de mentorías individuales pensado específicamente para odontólogos, gerentes y personal de clínica que desean transformar sus centros de trabajo en negocios más rentables, humanos y eficientes.

Si este libro te ha hecho reflexionar, si te has sentido identificado con algunos de los desafíos o si simplemente sabes que tu clínica aún puede dar mucho más… estaré encantada de acompañarte en el proceso.

Nos vemos en el siguiente paso.

noelia@lideratuclinica.com